こころに寄り添う 手術看護

周術期患者・家族の心理とケア

編著
土藏愛子
草柳かほる

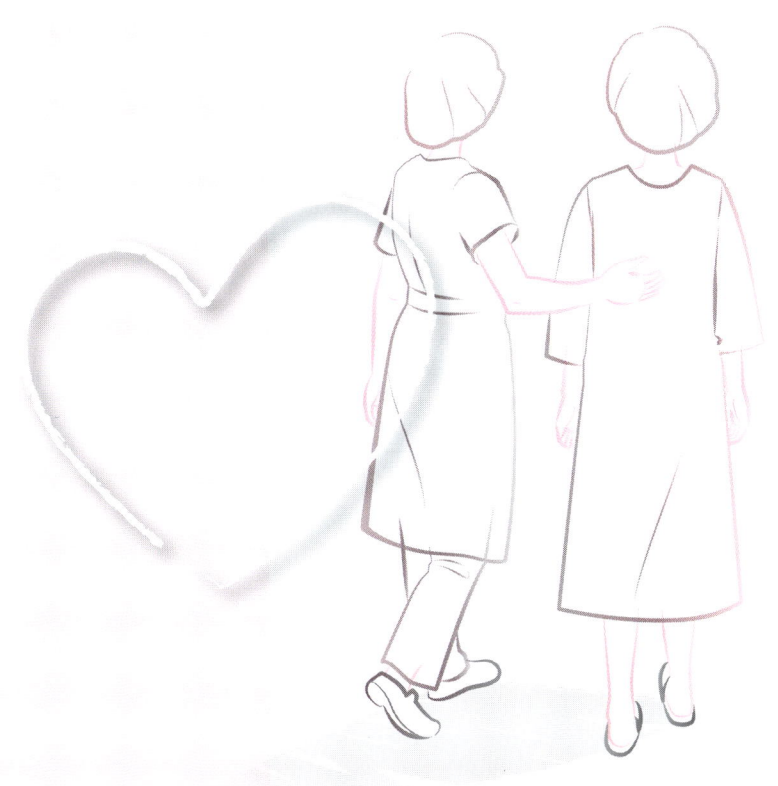

医歯薬出版株式会社

<執筆者一覧>

●編　集

土蔵愛子（とくらあいこ）　　元聖母大学教授，兵庫医科大学医療人育成センター認定看護師教育課程/非常勤講師，日本手術看護学会アドバイザー

草柳かほる（くさやなぎかほる）　東京女子医科大学看護学部　看護職生涯発達学/認定看護師教育センター　日本手術看護学会指名理事

●執　筆（執筆順）

土蔵愛子（とくらあいこ）　　編集に同じ
丹木博一（たんぎひろかず）　上智大学短期大学部教授
草柳かほる（くさやなぎかほる）　編集に同じ
荒木田真子（あらきだまさこ）　東京女子医科大学病院看護部　手術看護認定看護師
古賀里恵（こがりえ）　地方独立行政法人 静岡県立病院機構 静岡県立こども病院看護部　手術看護認定看護師
貝沼　純（かいぬまじゅん）　福島県立医科大学附属病院看護部　手術看護認定看護師
飯塚真理子（いいづかまりこ）　富山大学附属病院看護部（手術部）　手術看護認定看護師
山田健司（やまだけんじ）　愛知県がんセンター中央病院看護部　手術看護認定看護師
分倉千鶴子（ぶくらちづこ）　医療法人同愛会 博愛病院　看護部長
一法師久美子（いっぽうしくみこ）　九州大学病院手術部　看護師長
徳山　薫（とくやまかおる）　東京大学医学部附属病院看護部看護師長　手術看護認定看護師

This book was originally published in Japanese
under the title of：

Emotional support for perioperative patients
(The roles of nurses having empathy and advocacy skills)

Editors：
TOKURA, Aiko
Former professor, Seibo College of Nursing
Hyogo College of Medicine,
Education and Training Center for Students and Professions in Healthcare

KUSAYANAGI, Kahoru
Tokyo Women's Medical University, School of Nursing,
Certified Nurse Education Center

©　2014　1st ed.

ISHIYAKU PUBLISHERS, INC.
7-10, Honkomagome 1 chome, Bunkyo-ku,
Tokyo 113-8612, Japan

はじめに

「手術室には看護がない」

そう言って手術室を去る看護師たちのことを耳にするにつけ，それならば看護師は手術室に必要ないのかもしれないなと逆説的な思いを抱きつつ，第一線で活躍する手術室の看護師たちと関わるようになった．すると，その思いは瞬く間に消し去られた．実際の現場では患者の身体的な側面だけでなく，心理的なケアをしようと努力する看護師たちばかりだったからである．一方で，看護実践の参考にできる周術期看護の本には精神的・心理的ケアを中心にしたものはほとんど見当たらなかった．手術という治療は生体への侵襲が大きく，看護師にとっても身体的なケアに関する知識を持つことは何より優先されるからだろう．また実際，手術室では，多くの患者は全身麻酔下で眠っており，手術が終わったら集中治療室や病室へ帰っていく．心理的な支援をしようと思ってはいても，その中で看護師が患者と言葉を交せる時間はごくわずかな時間しかない．そのような特徴から，学生時代にベッドサイドケアを中心に看護を学んだ看護師が「看護がない」と感じてしまうのも致し方ないのかもしれない．

とりわけ最近の周術期医療においては，手術前日・当日入院，数日後に退院ということもめずらしくない．患者は手術治療を選択したときから手術を終えて退院するまでを，あっという間に駆け抜けていく．医療者にしてみれば準備に追われて忙しいあっという間ではあるが，その間の，患者の苦痛，不安，戸惑い，そして喜びなど心模様の変化の大きさは計り知れない．患者はその中で医療者と様々な関わりを持つが，人生上の危機を乗り越えるための伴走者となるはずの医療者たちに，患者がじっくりと気持ちを話すことは容易ではない．だが，この状況が手術室看護師の看護活動を広め，推し進めることにつながることに気づいた．患者が手術を選択した時から，外来，術前，術中，術後にタイムリーにかかわれるのは手術室看護師であり，患者にとって心身ともに重要なケアの担い手となっているからである．

それならなおさら患者・家族の心理を理解したうえで，より質の高い看護を目指す必要がある．そんな思いがこの本を作る原動力となり，書名も「こころに寄り添う手術看護」とした．本書の前半では，患者の心理や不安の本質にせまり，コミュニケーションのための方法を呈示した．後半では多くの事例＊を基に，からだもこころも支える看護実践とはどのようなものか，具体的な支援について考えていく．

本書は，手術室看護師の看護を中心に著しているが，めまぐるしく変化を続ける周術期看護に携わっている看護職および看護職を目指す学生諸氏に読んでいただき，今，そしてこれからの周術期看護を深め，発展させてくれることを願っている．

2014年9月　　　　　　　　　　　　　　　　　　　　　　　　　　　編　者

＊4章で紹介されている看護実践事例は，患者個人が特定されないように配慮して加工したものである．ただし，患者の承諾を得たものは事実を記載している．

もくじ

序章　手術を受ける患者・家族の心理の理解のために　　（土蔵愛子）　1

1. 手術を受ける患者・家族を取り巻く環境 …………………………………………………… 1
2. 「不安」という表現で語られる手術患者・家族の心理 ……………………………………… 1
3. 周術期の流れと患者・家族の心理の移り変わり …………………………………………… 2
4. 手術室看護師の手術を受ける患者・家族の心理の理解の重要性 ………………………… 2

第1章　手術を受ける患者・家族の心理　　（土蔵愛子）　5

1. 手術を受ける患者・家族のさまざまな思い ………………………………………………… 5
   1) 手術を受ける患者の思い ………………………………………………………………… 5
   2) 手術を受ける患者の家族の思い ………………………………………………………… 9
2. 手術患者・家族の心理に関する理論・モデル ……………………………………………… 11
   1) ストレス理論 ……………………………………………………………………………… 11
   2) ストレス・コーピング理論から考える手術患者・家族の心理 ……………………… 14
   3) 危機理論 …………………………………………………………………………………… 14
3. 手術を受ける患者・家族の意思決定のプロセスと医療者の対応 ………………………… 17
   1) 術前患者の意思決定 ……………………………………………………………………… 17
   2) 術後の患者の手術回復と意思決定 ……………………………………………………… 20
   3) 家族・キーパーソンの意思決定に及ぼす影響 ………………………………………… 21

第2章　不安の哲学的考察　　（丹木博一）　23

はじめに ………………………………………………………………………………………………… 23
1. 不安になるということは人間にとって何を意味するのか ………………………………… 24
   1) 感情は世界と自己の成り立ちを示す独自の知である ………………………………… 24
   2) 感情は自己が自分にとっての重荷であることを告げ知らせる ……………………… 25
   3) 恐怖の底には不安がある ………………………………………………………………… 26
   4) 不安は世界の様相に根本的な変化をもたらし，
      自己自身へと向き合わせる根本気分である …………………………………………… 28
2. 不安という気分は何を明らかにし，何を隠すのか ………………………………………… 29

1) 不安はパトス的生成のうちにある人間の有限性を自覚させる ……………………… 29
　　2) 不安は自身の宿命を自覚させ，可能性への賭けへと促す ……………………… 31
　　3) 重度の不安は安全保障感を喪失させるがゆえに，
　　　対処のため別のものに置き換わることがある ……………………………………… 31
　3. 不安は何を不可能にしてしまうのか …………………………………………………… 33
　　1) 不安は独自の体感を伴い，世界のうちに存在することを困難にさせる ………… 33
　　2) 不安は自己の形成と維持を可能にするその裏面で，自己を解体させる危険をはらむ … 35
　4. 不安を抱いた手術患者に対するケアはいかにして可能か ……………………………… 36
　　1) 適切なケアのためには，生物医学的身体モデルでは不十分であり，
　　　身体知への配慮が求められる ……………………………………………………… 36
　　2) 患者が身体知を再獲得できるようにサポートすることが重要である …………… 38
　おわりに ……………………………………………………………………………………… 39

第3章　手術を受ける患者の不安への援助の基本　（草柳かほる）　41

　1. 手術を受ける患者とのコミュニケーション ……………………………………………… 41
　2. コミュニケーションと援助的人間関係 …………………………………………………… 41
　　1) コミュニケーションとは ……………………………………………………………… 41
　　2) 対人コミュニケーションと医療の場 ………………………………………………… 41
　　3) 手術を受ける患者とのコミュニケーションの重要性 ……………………………… 42
　3. コミュニケーションの基礎知識 …………………………………………………………… 42
　　1) コミュニケーションの構成要素 ……………………………………………………… 42
　　2) コミュニケーションの伝達手段 ……………………………………………………… 43
　4. コミュニケーション技術 …………………………………………………………………… 47
　　1) コミュニケーションにおける基本的姿勢 …………………………………………… 47
　　2) 面接技法（コミュニケーション技法） ……………………………………………… 47
　　3) タッチング ……………………………………………………………………………… 47
　　4) 患者理解と患者の安全を守るためのコミュニケーション技術 …………………… 50
　5. 手術を受ける患者の不安へのかかわり ………………………………………………… 51
　　1) 周術期における患者とのコミュニケーション ……………………………………… 51
　　2) 手術当日のかかわり ………………………………………………………………… 54
　6. まとめ ……………………………………………………………………………………… 57

第4章　事例から考える周術期患者の心理　　59

■ 1. 緊急心臓手術を受ける患者　　（荒木田真子）　60
1. 事例紹介 …… 60
2. 患者へのかかわり …… 61
3. 事例から考える手術を受ける患者・家族の心理 …… 64
4. まとめ …… 64

■ 2. 小児の手術患者と家族（こどもの心理的準備，親の心理）　（古賀里恵）　66
1. 事例紹介 …… 66
2. 患者へのかかわり …… 67
3. 事例から考える手術を受ける患者・家族の心理 …… 71
4. まとめ …… 72

■ 3. 過去に手術経験がある患者（前回の手術経験が及ぼす心理的影響）
（貝沼　純）　73
1. 事例紹介 …… 73
2. 患者へのかかわり …… 74
3. 事例から考える手術を受ける患者・家族の心理 …… 77
4. まとめ …… 78

■ 4. 高齢で手術を受ける患者　　（飯塚真理子）　80
1. 事例紹介 …… 80
2. 患者へのかかわり …… 81
3. 事例から考える手術を受ける高齢者や支える家族の心理 …… 85
4. まとめ …… 86

■ 5. がん宣告を受けた患者　　（山田健司）　87
1. 事例紹介 …… 87
2. 患者へのかかわり …… 88
3. 事例から考える手術を受ける患者・家族の心理 …… 92
4. まとめ …… 92

■ 6. 医療への厚い信頼のもとに手術を受けた患者　　（分倉千鶴子）　93
1. 事例紹介 …… 93
2. 患者へのかかわり …… 94
3. 事例から考える手術を受ける患者の心理 …… 97
4. まとめ …… 98

■ 7. 移植手術を受ける患者　　　　　　　　　　　　　　（一法師久美子）99

1. 事例紹介 …………………………………………………………………………………… 99
2. 患者へのかかわり ………………………………………………………………………… 100
3. 事例から考える手術を受ける患者・家族の心理 ……………………………………… 104
4. まとめ ……………………………………………………………………………………… 104

■ 8. 意思を委託する患者　　　　　　　　　　　　　　　　（徳山　薫）105

1. 事例紹介 …………………………………………………………………………………… 105
2. 患者へのかかわり ………………………………………………………………………… 106
3. 事例から考える手術を受ける患者・家族の心理 ……………………………………… 108
4. まとめ ……………………………………………………………………………………… 109

■ 9. 局所麻酔で手術を受ける患者　　　　　　　　　　　（土藏愛子）111

1. 事例紹介 …………………………………………………………………………………… 111
2. 患者へのかかわり ………………………………………………………………………… 111
3. 事例から考える手術を受ける患者の心理 ……………………………………………… 115
4. まとめ ……………………………………………………………………………………… 116

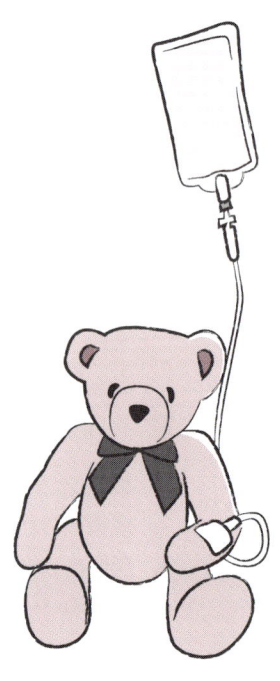

序章

手術を受ける患者・家族の心理の理解のために

1. 手術を受ける患者・家族を取り巻く環境

　手術を受ける患者・家族は，手術治療を選択したときから手術を受けて回復していく過程において，さまざまな思いを持っている．近年は，医療環境の変化や手術療法の高度化に伴い在院日数が短縮化していることにより，従来入院して行っていた術前準備や，術後，医療者のもとで行われていた緩やかな回復期間を確保しにくくなっている．手術前日の入院が常態となり，入院した患者とその家族はいきなり非日常の世界へ放り込まれる．入院後は，たくさんの医療者が入れ代わり立ち代わりやってきてさまざまな説明をする．患者・家族の心は休まる暇もなく，慌ただしい中で手術当日を迎えることになる．術中は，患者はなじみのない医療者に囲まれた中で治療を受け，術後は創痛や疾患回復への不安を抱えたままで退院となる．

　一方，看護師は，目の前の多くの業務や複数の患者に対する看護をする中で，安全を優先した周術期看護を行っているが，在院日数の短縮化による術前術後の短いかかわりでは，患者や家族の小さな変化に気づくことができず，彼らが心の奥に抱えるものを洞察することが難しくなっている．このような状況のもと看護師は，周術期を過ごす患者と家族の心に寄り添う看護実践のために，患者・家族の心理に対する深い理解が必要となる．

2.「不安」という表現で語られる手術患者・家族の心理

　手術患者の看護診断には，ほとんど必ず「不安」が挙がる．それでは，その「不安」とは具体的にはいったいどのようなものであろうか．

　ヘンダーソンは「漠然とした気がかり，いらだち，神経過敏あるいは恐れの感情であり，未知のつかみどころのない危険あるいは脅威に対する反応」であり，「自己の存在が脅かされた時に引き起こされる」と述べている[1]．谷口は，不安とは「明日は存在していないかもしれないという自分の存在の将来性とのかかわりにおいて生じてくる内的反応」であり，「人間としての本来的な実存不安」だと述べている[2]．つまり，「不安」とは，生命の危険にさらされているときの気がかりな感情といえ，手術を受ける患者はさまざまな状況の中で漠然と死を意識している可能性は大きい．

　手術の大小にかかわらず手術患者はこうした不安を持つものと考えられるが，対応する手術室看護師は，さまざまな患者心理・家族心理があるにもかかわらず，「不安」とひとくくりの言葉で表現してはいないだろうか？　雄西は不安を引き起こすものに「未知のもの」「コントロール喪失の脅威」「疼痛」「喪失の脅威」「安全の脅かし」を挙げ，手術決定，手術の成功，麻酔のこと，手術によって発生する痛み，身体の外見や機能の変化，家族や仕事にかかわる経済的なことなどを不安の原因として挙げている[3]．

　このように原因を説明しても，不安という一言だけでは説明しきれないものがある．「不安の本質を明確に定義することは困難ではあるが，不安の兆候を見分けることはさほど困難ではない」[4]と述べられているように，手術を受ける患者・家族の「不安」と称している心理の中身を広

く深く理解していく必要がある．

3. 周術期の流れと患者・家族の心理の移り変わり

　手術を受ける患者が，疾病を意識した時から治療を受けて回復していく過程における心理の変化を図示した（**図1**）．

　身体の異常を察知して受診を考えている時期，外来通院しながら入院までのさまざまな葛藤，入院してから手術室入室までの心の揺れ，手術室へ入室してからの不安と覚悟，麻酔覚醒から術後回復過程での安堵とセルフケアの再構築や社会復帰への期待と不安，今後の治療への思いなど，周術期の治療のめまぐるしさと同様に，患者・家族の気持ちも変化し続ける．そのため，看護師は，患者の気持ちの変化を注意深く洞察する必要がある．

　図1に示した例をみると，患者は，治療に関して医療者を信頼して任せたい一方で，本当にこの治療で疾患が回復するのか，この病院でよいのかといった揺れ動く心理があることがわかる．

4. 手術室看護師の手術を受ける患者・家族の心理の理解の重要性

　手術室看護師が患者とかかわる機会は，術前訪問，手術中，そして術後訪問がある．手術中は全身麻酔のもと意識のない状態の患者へのかかわりとなることが多く，患者とのかかわりは外来・病棟看護師とは異なり，回数も少なくより短時間であることが多い．手術室看護師は，手術患者に不安があるということは推測できても，一歩踏み込んだ患者の心の状態までは理解することが難しい．また，手術室看護師の患者個々へのかかわりはその時その場での完結型であり，自分が行った心理的援助の評価についても深く踏み込めていない可能性もある．手術患者を受け持った多くの経験は，他の看護師と共有されることなく手術室看護師個人のものとなっている．こうした患者・家族の心理の探求と共有はこれからの手術を受ける患者・家族の心理的支援のあり方を考えるうえで重要である．

　本書は，第1章では手術を受ける患者・家族のさまざまな心理，第2章では不安の哲学的考察，第3章では患者の思いへ対処するためのコミュニケーション技法，第4章は事例による患者・家族とのかかわりの実際で構成した．

　不安についての理解を深め，さまざまな患者・家族の心理をふまえた質の高い手術看護の提供のために本書を役立ててほしい．

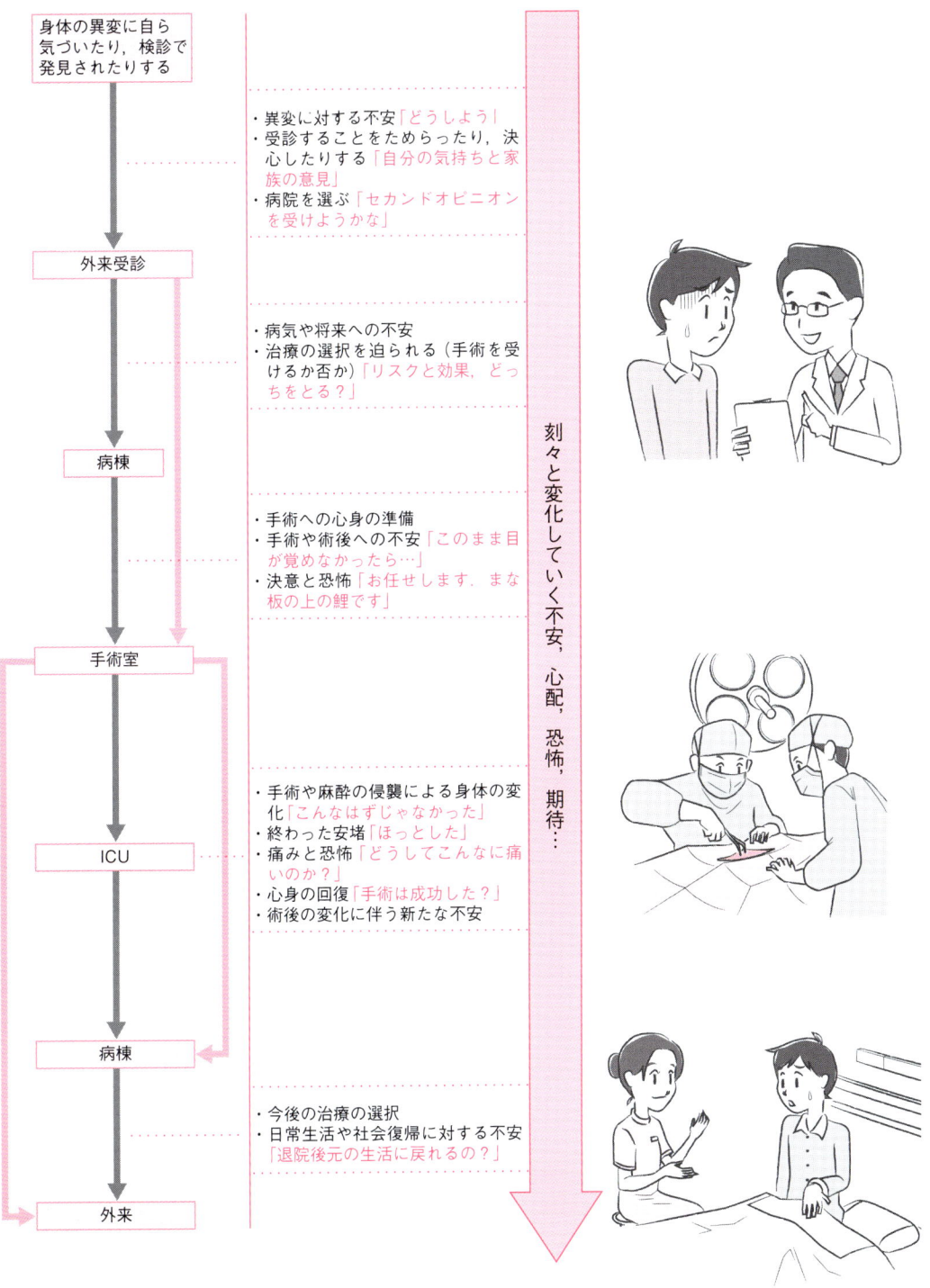

図1 手術を受ける患者の心理の変化（作図 草柳，2014）

文献

1) ヘンダーソン・他：看護の原理と実際―症状と看護．メヂカルフレンド社，1980．
2) 谷口隆之助：引き受けるべき苦悩と不安．看護教育，18(2)：127-131，1977．
3) 雄西智恵美・秋元典子編：周手術期看護論．p.35，ヌーヴェルヒロカワ，2009．
4) 小島操子：不安を伴った患者への援助の技術．臨床看護，7(6)：812-819，1981．

第1章

手術を受ける患者・家族の心理

1. 手術を受ける患者・家族のさまざまな思い

1）手術を受ける患者の思い

　周術期看護では，患者が安心して手術を受けられるように整える必要がある．そのためには患者の身体面での準備を行うとともに，患者や家族の心理を理解し，個別性のある的確なかかわりを術前・術中・術後を通して行うことが重要になる．

　患者・家族の心理には，年齢や社会的背景，疾病の緊急性などが影響すると考えられ，さまざまな思いがみられる．

（1）非日常的な場への緊張・痛みへの恐怖・麻酔への不安

　手術室は一般にはなじみはなく，非日常的な場所である．テレビの中の手術場面では，同じ色の服を着た医療者がマスクと帽子をかぶって，無影灯の下，緊張した雰囲気の中で手術をしており，血液のついた器材が多置かれていて，血液のついたゴム手袋をはめた手が術野の中で動いているという映像がよく見られる．このような手術室の中に患者として自分が，あるいは家族が入っていくと考えると，その恐怖感や緊張感がどれほど大きいものかは容易に想像しうる．

　患者は，手術に対して，メスで体を切り開くことの痛みを連想し，恐怖心をもつ．そして，痛みを我慢しなければならないのだろうか，痛みに耐えられるだろうか，医療者はきちんと対応してくれるだろうかといった心配をしていると考えられる．

　さらに全身麻酔で手術をする患者は「麻酔をかけたまま，目が覚めないのではないか」という思いを持つ．強制的な麻酔薬による睡眠は自己の力の及ばない状態であり，そのまま目が覚めないで死に至るのではないかという不安は，多くの患者が抱く感情である．

> **医療者の対応**　慣れない場所での緊張や恐怖感の軽減を図り，確実な対応を約束し，医療への信頼と手術療法への理解を促して，患者が安心できるようにする．

（2）疾病からくる無力感・自尊感情の低下・羞恥心

　手術が必要な疾患と診断されて患者が抱く感情に，「なぜ自分が…」というものがある．何かの行為の代償として「罰を受けた」と考える患者も見受けられる．あるいは生活習慣などを気にかけていたにもかかわらず，病気になってしまったことへの自責の感情もあるかもしれない．また，患者が一家の中心的存在であった場合は，家族を支えることができない状態になることに対し暗澹とした気持ちになるかもしれない．

　成人期の患者であれば，仕事を中断することでさまざまな問題（進行中の業務のこと，職場での立場の変化，経済的な問題など）を抱えることになる．さらに入院して手術を受けることへの束縛感や不自由さなどによって，自分らしい生活の継続が危ぶまれる事態となることによっても，

無力感や自尊感情の低下をきたす恐れがある.

　また，術前検査時や手術室での身体の露出や尿留置カテーテルの挿入などの処置に対し，違和感や羞恥心を抱く．とくに外陰部や外性器の手術の場合は，よりいっそう羞恥心は大きくなる．

> **医療者の対応**　露出を最小限度にするなど羞恥心やプライバシーを守り，患者を擁護するとともに，疾患にかかってから今日までの患者の思いに寄り添う．

(3) 治療の場における孤独感・疎外感

　手術を受ける患者には一人ひとり個別に治療・処置が行われる．医療者の援助のもとで行われる術前の検査，術前処置も，手術前夜，そして手術室への移動なども，すべて個別の行動となり，同じ時に同じことをする患者はいない．唯一無二なのである．そして，注射の痛みも，検査の苦しさも，手術へのさまざまな不安や恐怖感も，患者はすべて一人で背負わなくてはならない．たとえ心配してくれる家族がいても，入院・手術の場においては，患者は自身との孤独な闘いとなる．そのため，医療者，とくに患者のそばにいる看護師は，患者の心中を思い，声をかけ，タッチングをし，緊張を和らげ，痛みの代弁者となり，不安を軽減するための働きかけを行う．しかし，患者は看護師のいたわりを感じたとしても，医療者との距離感は大きいと感じていることが考えられる．

　たとえば，手術室に入室した患者の心理を考えてみる．看護師の誘導で手術ベッドに横になり，術衣に着替え，数々のモニターを装着され，多くの処置が，複数の医療スタッフの連携のもと行われていく．医療スタッフは耳慣れない専門用語をやり取りしながら，てきぱきと行動している．医療者の行動の一つひとつは本来患者のためのものではあるが，中心的存在であるはずの患者自身は，手際よく進められる手術準備の中で，社会的役割を持った個人としての存在感が薄い自分を感じて，一人疎外感を感じている可能性がある．

局所麻酔時の医師の会話

　局所麻酔で手術を受ける患者の事例 (40代男性) を示す．手術を担当した医師が患者の緊張を緩和するために，昨日のプロ野球のことや，最新のニュースを話題にしていた．患者ははじめ自分に対する働きかけとは思わず，怪訝な顔であったが，「ねえ，○○さん」と名前を呼びかけられて，その場の会話の中に入ることができた．このかかわりは，一歩間違うと「医療者が自分の手術をしながら無駄話をしている」との誤解を生み，さらなる疎外感を引き起こす可能性もある (4章9．局所麻酔で手術を受ける患者の心理, p.114参照)．しかし，患者の名前を呼びかけるなどその場のかかわり方の工夫によっては孤独感や疎外感を払拭できると考えられる．

(4) 疾病回復への期待と医療者への信頼/依存

　手術を受けることを決心して医療者に治療を委ねた患者は，手術による疾病への回復に大きな期待を寄せている．この気持ちは，手術の恐怖やそれに伴うさまざまな不安をも超越する．腫瘍や器質的な疾患のための大きな手術でも，体表面の小切除手術でも同じである．患者は手術治療の効果を期待して手術に臨むのである (4章6．医療への厚い信頼のもとに手術を受けた患者, p.93参照)．

患者は，手術を受けることを決定したら，あとは医療者を信頼して任せたいと考えている．この「お任せしたい」という気持ちについて岡谷は，「信頼して任せるおまかせ」「言われるとおりに従うおまかせ」「あきらめて任せるおまかせ」があると述べている[1]．このお任せは弱者（患者）が強者（医師）に依存するような要素を含んでおり，日本の患者特有のものと述べている．患者が医療者を信頼して任せるということは，患者にとって安心して手術に臨めることであり，大事なことといえる．

　この信頼感は，受診した時から始まる医療者とのかかわりの中で形成されていくと考えられる．担当医師や外来看護師，病棟看護師をはじめとして，術前のインフォームド・コンセント（以下IC）にかかわる執刀医や麻酔科医，あるいは手術室看護師や術後かかわるICUの看護師とのかかわりなども影響していると考えられる．

　手術療法を受ける過程で，まれに患者は依存的な傾向を示す場合がある．疾病回復のための健康管理や入院生活の自立などが考えられず，すべて医療者の判断にゆだねるような傾向を示すことがある．疾患や手術治療への理解が不十分であったり，回復が遅れたり，症状による苦痛が改善しないときなどに引き起こされる．

離床の意味を理解した事例

　開腹手術後の40代の男性患者が体動による痛みが強く，離床が進まなかった．うまく痛みを抑えながら起き上がることができず，看護師が離床の意義を話しても「痛いのは俺だ．人の気も知らないで！」と怒りで応じていた．術後4日目くらいから呼吸苦を訴えいっそう動こうとしなかったが，翌日，胸部X線写真で無気肺を発見され，医師のタッピングで大量の排痰がみられた．その後は呼吸が楽になると同時に，離床の意味を理解したようで，積極的な離床に向けた活動が始まり，急速な回復が進んだ．

> **医療者の対応**　回復の遅れや症状に寄り添いながら，患者の理解度に合わせて一つひとつの医療行為の意味を説明し，健康の回復，保持増進の主体は患者であることを理解してもらい，療養生活に積極的に自立性を持って取り組めるよう支援する．

(5) 術前と術後の患者の気持ちの変化

　術前に患者は，医療者の指導の下に心肺機能や腎機能の検査，貧血の有無などを確認して身体状況を最良にして手術に臨むための準備をする．自律神経系統も安静・鎮静方向であるように整える．とくに手術前夜は十分休養がとれるように睡眠導入剤などを使って，不安な気持ちや緊張，興奮を和らげようとする．この時期は手術を乗り切れるよう体力を温存して心身に負荷をかけないように慎重に過ごすことが大切であり，患者は医療者とともに手術という一つの目的に向かって準備する時期となる．患者の気持ちとしては，医療者に身を任せ手術を静かに待つという状況になる．

　一方，術後は創部の回復を促し臥床による術後合併症などの障害を予防するため，積極的な離床を行う必要がある．患者は手術という大きな壁を無事に乗り越えた安心感と，回復への意欲を持つことができ，活動的な気持ちとなる．しかし，創部を気にして初めはなかなか活動的にはなれない面がある．日々痛みが薄れ，あるいは痛みの対処方法を理解すると活動への意欲が大きく

なる．そして日常生活範囲が日々拡大していくことにより，回復への希望はさらに大きくなっていく．術後の患者は自律性を回復し，活動的になる．

このように術前と術後の患者心理は，医療者のかかわりに影響を受けながら大きく変化する．

> **医療者の対応**　患者が自分のこととして積極的な気持ちで手術へ臨めるように，術前と術後の患者の自律性を尊重したかかわりが大切となる．

(6) 人間の持つ回復力への信頼

手術後は患者自身も家族も手術を乗り越えた安堵感がある．大きな侵襲であった手術治療が終わり，麻酔からも無事目覚め，目的とする治療を終えて，あとは手術侵襲からの回復を目標とした日々となる．ここでは創部痛への対応がポイントであり，痛みのコントロールが適切になされれば患者は活動範囲を広げ，回復への確信を持つことができる．その確信がさらに離床を進め，日ごとの回復を加速させると考えられる．患者はこのことにより術前や術中に感じていた無力感や低下していた自立心や自尊感情を回復し，自分自身への自信を取り戻していくことになる．

手術翌日の清潔ケアで回復力を意識した

開胸手術をした50代の男性患者に，手術翌朝，清拭と更衣をするために訪室した．患者は当初「大きな傷はあるし太い管が入っているのに着替えなどとんでもない，体など拭かなくてよい」と拒否的だったが，2名の看護師が温かなタオルで顔を拭き，体の前面や四肢を拭いてから傷を考慮した体位変換をして，背中の清拭と更衣を素早く行うと，少しびっくりしたような表情で「さっぱりしました．動けるんですね」と言われた．この経験はその後の患者の離床を促進した．大きな手術後であっても動くことができる，動かしても痛くないことを発見し，同時に清拭による気持ちよさを感じたことにより，回復への意欲が生まれたと考えられた．

手術の傷をものともしない元気な子ども

少し古い例ではあるが，停留睾丸手術後に牽引用のテープの固定を邪魔そうにしながら元気に走り回る児童がいた[注]．術前に泣いていたのがうそのような子どもの姿に，親は安心し，看護師も子どもの回復力の大きさに驚いたものである．

注）近年は術後に牽引用テープを使用する必要はない術式になっている．体内に埋め込んで，抜糸も不要なものを使用している．

> **医療者の対応**　術後は合併症を予防し，手術創の鎮痛を効果的に行うことで，患者自身が離床の意味を正確に理解し，人間の持つ回復力を十分発揮できる生活活動を行えるようにすることが重要である．

2）手術を受ける患者の家族の思い

　手術を受ける患者の家族は，子どもの親として，あるいは夫や妻として，あるいは子どもとしてなど，さまざまな立場から患者を支える重要な存在である．医療者は，患者を支える家族にも患者と同様なさまざまな思いがあることを理解しておく必要がある．

（1）家族の焦燥感・無力感・罪悪感・疲労感

　家族の場合，患者が体験する恐怖や緊張に対して，手助けができないことからくる焦燥感や無力感がある．また，日頃のかかわりの中で生活習慣に何か問題があったのか，身体の不調などになぜ早く気づかなかったかのだろうかといった自責の思いもある．辛い思いをさせて申し訳ないという罪悪感などを持っている可能性もある．さらに家族自身も慣れない療養生活支援と家庭生活によって疲労感を持っている場合が多い（4章3．過去に手術経験がある患者，p.73参照）．

① 子どもの親が抱く不安・かわいそう感

　特に子どもの手術に対する親の思いは，父親か母親か，疾患の重症度，子どもの年齢，子どもとの日頃の関係など，さまざまな立場によって異なる思いがある．（4章2．小児の手術患者と家族，p.66参照）

　ここでは，手術の難易度がそれほど高くないものをイメージして，母親の思いを考えてみる．子どもの年代を①乳幼児，②幼児～児童，③生徒と分けて考えることとする．

a．乳幼児期の子どもの場合

　状況が判断できない乳幼児期の子どもの場合，母親と離れることそのものに対して啼泣する子どもが多い．付き添う親は子どもの啼泣に，ただただかわいそうと思う気持ちが大きいと考えられる．自分がそばにいれば泣かずにいられるかもしれないから，できるだけ子どもと離れずにいたいと希望する親は多い．子どもの啼泣は，親が離れたくないと思っているときのほうが大きいように思う．わが国では母子の一体感があると柏木は述べており[2]，そうした親の思いが反映していると考えられる．

　親としては，自分のいない場所で子どもが出会うであろう恐怖や苦痛を想像するのは辛いことである．そのため親にとって，子どもがどのような治療経過をたどっていくかを知り，その間に受ける苦痛を最小にするために医療者がかかわっていることを理解することは，大事である．親の安心は子どもの安心につながるからである．術前のプレパレーションは子どもの安定と同時に親の安心につながるものである．

先天性心臓疾患患児の場合

　筆者の経験では，3歳くらいの子どもでも，心臓手術を予定している子どもではあまり泣かないという印象がある．これは，日頃から泣くことによって起こる苦しさを感じていたり，親が手術に期待している思いなどが反映したり，あるいは医療者に慣れているということが考えられ，患児も親も比較的落ち着いた状態で手術を迎える．手術室への入室時も親は不安な様子ながらも落ち着いて送り出している．手術室で看護師が抱き取っても子どもは少し顔をしかめるが，親の落ち着いた様子で，すぐに他のことに興味を示し泣くことは少ないように思う．

子どもと離れることが辛い母親

　親を求めて手足をばたつかせて泣き止まない子どももいる．親は離れがたい様子でおろおろしている．言い聞かせて理解する年代ではないだけに，親としても子どもの啼泣に一緒に涙ぐんでしまう場面もあり，逃げるように去っていくことが多い．日常において親が常にそばにいたか，仕事などで常にはそばにいなかったかどうかによっても異なる反応をすると考えられる．

b．幼児〜児童の場合

　5歳の子どもであっても，子ども自身が手術という事態を受け止めて主体的に取り組むことができる力を持っている．以下に示す「デボラの世界」の例もこのことを表している．この年代の子どもへのプレパレーションではこれを見極めて，子ども優先に説明するか，親優先で説明するかを判断してアプローチすることが大切となる．また我慢する場面があるのかどうかについては，できるだけ正確に伝え，親に代わって自分が保護することの確約を得て，実施することが必要となる．そのことが親と子の安心につながる．

「デボラの世界」より

　「デボラの世界」[3]は統合失調症の苦しみの世界が描かれている本（自伝小説）である．患者ブロー・デボラ16歳は，5歳の時に尿道腫瘍のために2回手術を受けたときのことがトラウマになっている．このときに統合失調症の発症のスイッチが入ったといえる．そのとき医療者は「何も痛いことはない」「夢の世界に行くんだよ」と言ったが実際には痛かった，しかも陰部であったことから羞恥心もあったにもかかわらず，医療者が配慮しなかったことなどから，「大人はうそを言う」「自分に謝らない」といったことが引き金となって，その後，幻覚・幻聴が現れて苦しむことになる．子どもにうそを言わないこと，子どもの主体性を尊重することの重要性が語られている．

c．生徒の場合

　中学生になると自立した自己を確立しており，手術に対しても主体的に臨めると考えられる．この時期の親は，手術に臨む子どもを客観的にみられるようになっていると考えられる．これも手術の難易度などによって不安の大小に違いはあるが，啼泣する乳幼児に対して親が感じる自分がかかわれないことによる焦燥感のようなものは少ないと考えられる．

> **医療者の対応**　子どもの手術にあたっては，児の発達段階に合わせた対応と重要他者（特に母親）と一緒に手術準備をしていくことが重要となる．

（2）医療者への信頼・疾病回復への期待

　家族は自分では何もできないと思いつつも，最良の医療を受けられるように希望しているし，治療への信頼と疾病回復への期待を持っているため，患者がよりよい療養生活を送るための協力を惜しまない．

専門医を調べて受診

80代の患者の家族は，手術の必要性が説明された段階でインターネットでその手術に関する専門の医師を探し，セカンドオピニオンによりその専門医を受診してその医師の手術を受けられるようにした．患者によりよい手術を受けてもらいたい，そうすることで大切な親の疾病回復を求めたいという家族の強い思いが表れていた．

> **医療者の対応**　術前の説明に家族にも同席してもらい，疾患や手術療法に対する理解を促す．また家族としてのさまざまな思いに耳を傾け対応することで，医療者への信頼感を形成することが大切である．特に患者のキーパーソンとの関係は重要である．

(3) 安全な手術への祈り

手術の間，家族は待合室あるいは病棟で待つ．この間の気持ちは，自分では何もできない状況におかれて，無事に手術が終わることを願い，最良の手術が受けられるようにと祈る気持ちであると思われる．手術が予定していた時刻に終了すれば家族は安心するが，予定時間を超える場合は，何かよからぬことが起きたのではないかと不安になる．術中訪問は患者家族の安心のためにも必要なことである．

> **医療者の対応**　近年，術中訪問として手術担当看護師が手術の途中で，術中の様子を患者家族に伝える試みをしている施設もある．特に長時間に及ぶ手術や手術時間が予定を超過した場合には，何らかの形で家族に説明をするようになった．

2. 手術患者・家族の心理に関する理論・モデル

ここでは，患者・家族の心理を考えるうえで有用な理論やモデルを紹介する．

1）ストレス理論

(1) ストレス理論とは

ストレス(stress)とは外から圧力がかかった状態をいい，ストレス源となるものをストレッサーと呼ぶ．金属など物理的なものに対して用いられていたストレスを，ハンス・セリエが初めて人間に用いて，刺激(ストレッサー)が生体に及ぼす状態を表す言葉として使用した．セリエは主に人間の生理的側面での反応として捉えた．

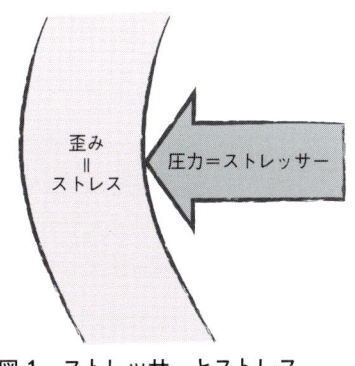

図1　ストレッサーとストレス

その後，ラザルスはこのストレス状態を心理的側面で捉え，「個人がその環境を，自分の持つ資源以上の負荷を負わせるもので，自分の安寧を脅かしていると評価した場合の，個人と環境の特別な関係」[1]とし，内的・外的環境による圧迫状態とした．

(2) ストレッサーとは

　ストレス状態を引き起こすものをストレッサーと呼ぶ．人間のストレッサーには物理的なものと，心理的なものがあり，物理的なものには自然環境からくる気温や湿度（刺激）もある．ストレッサーそのものに良い悪いはないが，その人の刺激に対する評価によって，ストレッサーになったりならなかったりする．たとえば気温の高低がストレッサーとなる．

　また，ストレッサーは人の成長を促す側面がある．たとえば気温の刺激によって生理的反応が起こることから衣服を考え，室温を維持するための方策を考え適応状態をつくり出す方法を学ぶ．あるいは新しい人間関係はストレッサーとなるが，その中で関係を形成し自分らしさを発揮していくことが経験となって人としての成長を促す．

(3) ストレッサーへの反応

　ストレッサーによって起こるストレス状態への対処には，生理的反応と情動反応がある．生理的反応には交感神経系の反応やホルモン，神経末梢器官の反応がある．情動反応としては恐怖や怒り，悲しみや喜び，受容と不信，驚き，予測などで，刺激の質によって情動の持続する期間や強さが変化する．この情動反応は，やがて個人の中で吟味され評価されて，適応状態へと至る．また人格特性にも定着するといった経過をたどる．

(4) ストレスへの対処（防衛反応；coping）

　ラザルスは，ストレス反応は，初めはストレッサーに対する評価的な視点で反応（一次評価）し，次の段階でそのストレッサーに対処している行動を含んで評価（二次評価）し，さらにその結果の状態を含めて評価（再評価）する．これを繰り返していくうちに適応状態に至るという経過を示し，このストレスに対処する一連の過程としてコーピング（coping）の概念を導入した[2]．

　なお，ストレスの対処においては，個人の受け止め方や経験，力量などによっては対処できず破綻をきたすことがある．この破綻状態を危機（crisis）という．

① コーピング（対処行動；coping mechanism）

　コーピング（coping）とは，不愉快に感じているストレスに対して自分を守ると同時にその原因となるものを見つめて問題を解決していこうとする意識的な活動であり，問題中心型コーピングと情動中心型コーピングがある[注]．

　問題中心型コーピングは，ストレスを引き起こしている問題を解決する方向で意識的に行う活動であり，環境との関係をコントロールしようとする．気温への対応がまさにそれであり，直接的な行動として対処する．また自分自身の行動の変化によってそれを解決しようとする．たとえば行動目標が高すぎて到達できない場合などの目標の修正などがこれにあたる．

[注] 問題志向型対処/情動志向型対処，問題中心型アプローチ/情動中心型アプローチ，問題中心の対処/情動中心の対処，情動調整型など，表現にはいろいろある．

情動中心型コーピングは，ストレスによって引き起こされた情動反応としての恐怖や怒り，悲しみや喜び，受容と不信，驚き，予測などを中心に対処することで，情動を調整する方法である．
　ストレス状態では情動反応が大きいと問題解決を図ることが難しくなる．また問題解決ができないときには情動中心のコーピングをするしか方法がないこともある．ストレス状態への対応は，この2つの対処方法のうち，どちらに比重をかけたほうが解決に至るかを評価して行われている．

② 防衛機制

　コーピングは，ストレスに対して，問題を解決しようとするもので，心理的な部分と行動的な部分を合わせた対処方法となるのに対して，防衛機制（defense mechanism）は心理的な面での対処の仕方をいう．つまり防衛機制とは「人が不快な状況や緊張・不安を引き起こす情動に対して，自分のこころが傷つかないように自己を守る自我の機能」[3]であり，無意識な反応で精神の安定を保とうとする心理的な反応である．**表1**のような内容が示されており[4]，一部は健康的な反応であるが，問題解決よりも，防衛することによるうしろ向きな対応となり，本質的な問題解決には至らない可能性が高い．

表1　おもな防衛機制

1. 抑圧	苦痛な感情や欲動，記憶を意識から閉め出す		13. 同一視（化）	相手を取り入れて自分と同一と思う．自他未分化な場合は，一時的同一化（→融合，合体）
2. 逃避	空想，病気，現実，自己へ逃げ込む		14. 投射（投影）	相手へ向かう感情や欲求を，他人が自分へ向けていると思う
3. 退行	早期の発達段階へ戻る．幼児期への逃避		15. 合理化	葛藤や罪悪感を伴う言動を正当化するために社会的に承認されそうな理由づけをする
4. 置き換え（代理満足）	欲求が阻害されると，欲求水準を下げて満足する		16. 知性化	感情や欲動を直接に意識しないで，知的な認識や考えでコントロールする
5. 転移	特定の人へ向かう感情を，よく似た人へ向け換える		17. 逆転	感情や欲動を反対物へ変更する（サド→マゾ，のぞき→露出，愛→憎）
6. 転換	不満や葛藤を身体症状へ置き換える		18. 自己への反転	相手へ向かう感情や欲動を自己へ向け変える（対象愛→自己愛，対象への攻撃→自己攻撃）
7. 昇華	反社会的な欲求や感情を，社会的に受け入れられる方向へ置き換える		19. 自己懲罰	罪悪感を消すために，自己破壊的な行動をする
8. 補償	劣等感をほかの方向で補う		20. 合体	相手に飲み込まれる．象徴的な同化（融合）
9. 反動形式	本心と裏腹なことを言ったり，したりする		21. 解離	人格の統合が分離してしまう
10. 打ち消し	不安や罪悪感を別の行動や考えで打ち消す（復元）			
11. 隔離	思考と感情，感情と行動が切り離される（区分化）			
12. 取り入れ	相手の属性を自分のものにする．同化して自分のものとする（同化）			

（野末聖香編：リエゾン精神看護　患者ケアとナース支援のために．p.11，医歯薬出版，2013より）

2）ストレス・コーピング理論から考える手術患者・家族の心理

手術を受けるということは，心理的・身体的なストレス状態である．身体的には大きな侵襲を伴う上に，心理的には手術侵襲やそれに伴う処置への不安や心配，生命の危険を伴う恐怖がある．患者・家族はなんとかこのストレスに対処しようと認知的・行動的努力をする．岡谷は「周術期患者のコーピング様式には『問題状況の再認識』『問題に取り組む』『情報の探求』『おまかせ』『回避』『感情の表出』がある」と報告している[5]．身体的な部分での問題への取り組みと心理的な面での対応がみられる．

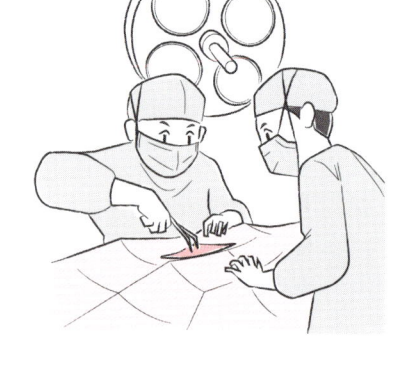

患者は手術という大きな課題に直面して，手術を受けるための問題中心型コーピングを取る場合は，手術に関する情報を収集し，どのように取り組めばよいかを考えていこうとする積極的なアプローチをする．そして，不安や恐怖感といった情動反応に対しては，感情を表出したり，または手術を考えないようにして過ごしたり，あるいは医療者にお任せしていると考えたりする．心配に思っていることを情報収集して納得することで解消したり，不安や恐怖を表現することで減少させたりしている．

情報の提供に関しては，積極的に知りたい人と知りたくないという人がいる．積極的に知りたい人は問題中心型コーピングの実践と考えられる．知りたくない人では自分に必要なことは知っているので不要と考える人と，知ることによって不安が増すのでこれ以上知りたくないと考える人の2通りが考えられる．対象の手術というストレッサーに対する受けとめと，それに対処するコーピング様式を把握して対応する必要がある．

3）危機理論

ストレス状態が長く続いてそれが適応状態あるいは回避できない状況に至ると危機的状態となる．危機モデルにはいくつかあるので以下に紹介する（**表2**）．

表2　各理論家による危機モデル

Fink フィンク	衝撃	防御的退行	承認	適応
	強烈な不安，パニック，無力状態	無関心，現実逃避，否認，抑圧，願望思考	無感動，怒り，抑うつ，苦悶，深い悲しみ，強い不安，再度混乱	不安減少，新しい価値観，自己イメージの確立

Shontz ションツ	最初の衝撃	現実認識	防御的退却	承認	適応
	ショック，離人傾向	虚脱，強い不安，パニック，無力感	否認，逃避，願望思考，激怒，混乱	抑うつ，自己失墜感	希望，安定感，満足感

Cohn コーン	ショック	回復への期待	悲嘆	防衛	適応
	ショック	否認，逃避 変化に一喜一憂	無力感，深い悲しみ，抑うつ	逃避，退行，回復・適応への努力	自信，安息 新たな価値大系

（文献3）小島，2013，pp. 48-49より一部引用）

(1) 危機モデル
① フィンク（Fink）の理論
　フィンクの危機モデルはプロセスモデルとして，危機的に陥った人がたどる経過に焦点を当てている．

　そのプロセスは，はじめに「衝撃」の段階があり，脅威にさらされたことを知り，不安やパニック状態になる．次はその衝撃から自分を守るために「防御的退行」の反応がある．現実逃避や否認，無関心などの問題を見つめようとしない傾向の時期がある．その後に問題を見つめる「承認」の時期があり，深い悲しみや怒りや混乱状態を引き起こすが，原因や自分の行動などを見つめる時期となる．その時期を経過して「適応」へと進む．健康的で積極的に問題に対処できる時期である．

② ションツ（Shontz）の理論
　ションツの理論もフィンクと同様に危機的状態の人がたどる経過について述べているが，障害の直面した時の反応として，最初の衝撃と現実認識と防衛的退行を一つのまとまりとしている．その後に承認の時期があり適応の経過をたどる．

③ コーン（Cohn）の理論
　コーンは身体障害となった人の障害受容の過程を提示している．初めの「ショック」期のあとに「回復への期待」の時期がある．しかしその期待が希望どおりではないことから「悲嘆・防衛」の反応の時期がある．この時期は個人差があり期間としては長い可能性を示唆している．やがて新しい自分のあり方や価値観を獲得すると「適応」状態となり，現実を受容し自信と安息を得られる．

(2) フィンクの理論で考える患者・家族の心理
　身体侵襲が加わる手術は臓器の切除や切断などをするため，今までとは異なる身体状況となり，生活様式の変更が求められ，手術を受けることに対して危機的状態に陥る場合が多い．そこでフィンクの理論を用いて，手術を受ける胃がん患者を例に，その心理を考える．

①「衝撃」の段階
　患者や家族は，病名が伝えられ，治療法として手術の必要性が伝えられたとき，大きなショックを受ける．衝撃の段階である．この時は受診行動のもととなった病状はもちろんのこと，これからの自分のことや家族のこと，治療法としての手術への不安を考えて混乱状態となる．無力感を感じたり，通常の判断ができなくなってパニック状態を引き起こしたりすることもある．

②「防御的退行」の段階
　やがて自分を守るための対応として，防御的退行の段階がある．この時期には現実を回避したり否認したりして自分を安定させようとする．たとえば「胃がんと言われたけど潰瘍と言っていたし自覚症状もほとんどないのだから大丈夫だ，薬で治るかもしれない，医師の診断は間違っているのではないか」と考えようとする．この時期は抑うつ的になったり敵意をあらわにしたりすることがある．また現実逃避した中で根拠のない希望的思考にふける時期でもある．

③「承認」の段階
　しかし症状はなくなったわけではなく疾患を抱えたことは確かであり，現実を直視し対処していかなければならないと思い直す．それが承認の時期である．セカンド・オピニオンを利用して，治療法に関する情報収集を行い，どのように胃がんに対処すればよいかを考える．手術の内容を理解し，自分はそれを引き受けていかなければならないと考え，そうすることによって生命の危

機状態は改善できると考えられるようになる．現実を受け入れより良い手術療法を受けるために心の準備をする．この時期は，手術準備の中で予測されることをいろいろ考えることが多く，深い抑うつや喪失感を持つ時期でもある．

④「適応の段階」

適応の段階は，もっともよい状態で手術治療を受けられるためには自分はどのようにすればよいかと考え，積極的に対処していく時期となる．社会的準備を整え，身体的にもより良い状態を作るための行動をする．喫煙者は禁煙し，生活パターンを健全にして体調を整え，最良の状態で手術に臨む準備をする．

(3) アギュレラの理論で考える患者・家族の心理
＜アギュレラ(Aguilera)の理論(図2)＞

アギュレラのモデルは，ストレス状態から危機に至るかあるいは危機を回避できるかについて，いくつかの介入を示した問題解決モデルを示している．

この図に示すように有機体としての人間は均衡状態を保って生活している．そこに均衡を崩すようなストレスが加わることによって不均衡状態となり，均衡状態を回復したいというニードを持つ．ここからの経過が2つに分かれ，危機を回避できるか，危機に陥ってしまうかのA，Bのルートが示されている．

Aのルートは出来事に対して現実的にとらえて，適切な社会的支援と対処機制を用いて問題

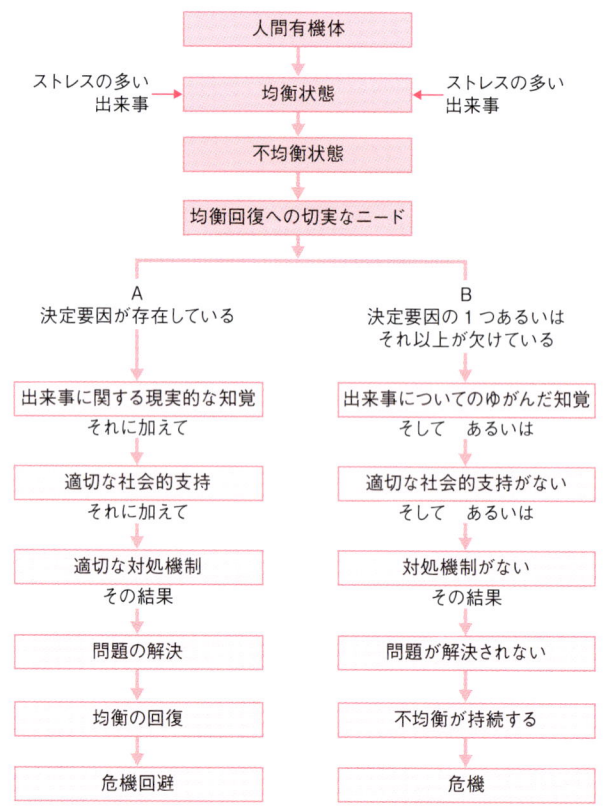

図2 ストレスの多い出来事における問題解決決定要因の影響
(文献3) 小島, 2013, p.74より)

を解決へと導き均衡状態を回復するルートである．もう一方のBのルートでは，出来事に対してゆがんだとらえ方をしてしまい，適切な支援もない，対処機制も働かない状況の中，不均衡状態が継続して危機に至るルートである．

危機回避には出来事の現実的なとらえ方と社会的支援，対処機制が重要であると述べている．

手術を受ける患者の危機回避のためには，患者が現実を受け入れ適切な対処機制へと進むことを支援する家族や関係者，医療者の積極的なかかわりが求められる．危機回避のためのアギュレラの理論で患者・家族の心理を考える（図2）．

さきの胃がんの患者の例で考えると，日々の生活の中で均衡状態を保って生活していた．しかし，疾病からくる症状である腹痛や腹部の違和感，倦怠感，めまいなどのいつもと異なる状態によって均衡状態が崩れる．そこで，患者はこうした身体不調の原因を探り，元の均衡状態に戻したいと考え，受診行動が起こる．その結果，胃がんが見つかり，医師から手術という侵襲の大きな治療法が提示されることにより，患者・家族は大きな課題へと立ち向かうことになる．

この後の経過には，①危機回避モデルと②危機に至ってしまうモデルの2つがある．それに関連しているのは「現実の知覚」「社会的支持」「適切な対処機制」があり，それらによって問題解決に至るか，危機的状況が回避できないかという経過をたどるかに分かれる．

まずは，患者が目の前の出来事に対して現実的な知覚を持てること，ゆがんだ知覚になっていないことが重要になる．胃がん患者自身が，現実を正しく見つめようとするかどうかということである．

手術という現実を受け止め，医療者や家族や知人からの社会的支援を受けて，手術にどのように対処していけばよいかを考え，かつその考えを実行できることにより，問題への適切な対処ができると危機を回避できる．そのためには，家族や親戚，職場や知人のソーシャルサポートが重要であり，心理的・経済的支援などが患者が治療に向かう気持ちを後押ししてくれる．また疾患からくる脅威に対する心理的対処機制も重要となる．こうした対処によって問題が解決され（手術に向かうこと・手術を受けること），均衡状態が回復することにより危機を回避することができる．

3. 手術を受ける患者・家族の意思決定のプロセスと医療者の対応

1）術前患者の意思決定

診断の結果，手術の必要性を説明された患者は，手術を受けるかどうかの大きな決断を求められる．手術を受けるかどうかを決定するうえで，患者の思いは，手術が最良の方法であることへの理解やその手術に耐えられるかどうかの自分への確信，手術や入院に伴う休職期間や経済的問題など，社会的な立場からの心配や不安もあり，さまざまに揺れ動く．このようなストレス状況の中で行われる医療者の対応が適切に行われることは重要である．

手術の意思決定においては患者の年齢や性別，社会経験や生活経験を基盤とした問題への対処能力などが影響している．

（1）コーピングとしての情報収集

　コーピングの方法としては前述のように，問題中心型コーピングと情動中心型コーピングがある[1]．患者・家族は手術を勧められると問題解決のための情報収集を行い，どのようにするのが最良なのかを考えながら対処方法を考え，その解決方法を探りながら疾患への不安や手術への不安を解消しようとする．

　患者・家族は手術について医療者から説明を受けるものの，医師の説明は詳しい手術内容の説明であり，医学の専門的な知識の少ない患者・家族にとっては，そういうものかという程度での受け止めとなる可能性が高い．そのため具体的な情報として，医師や看護師や同じような手術を受けた患者などからの情報を集めようとする．看護師が医師の説明に同席して患者・家族の理解の程度を把握しておき，必要に応じて補足説明することは，患者が安心して手術を受け容れるためには重要である．

　患者にとってさらに具体的な情報源となるのは，同じような手術を受けた患者である．手術準備や当日どのように物事が進行するのか，手術室とはどんなところかといった細かい情報が経験談として得られることで，患者・家族は手術のイメージをつくることができる．また，この人も手術を経験してこうして今いるのだから自分にもできないことはないといった，手術後の自分を想定して安心感を持つこともできる．機会があればそのような患者同士の交流の場をつくることも，手術準備を進めるうえで効果がある．

　患者情報は当事者の体験として身近なものに感じる一方で，個人的な体験であるために偏った情報となる傾向があるため，医療者は話の内容や患者の受け止め方を確認する必要がある．術式によっては，患者会[注]を紹介することもある．術後の様子がわかることで手術を受け容れると同時に，その後の生活の支援や術後障害の克服にも患者会が大きな力を担ってくれることも多い．

術後の状態を誤解していた事例

　ある壮年期の男性の喉頭がん患者が，手術当日の朝，手術によって自分の声がなくなることを理解していなかったことがわかった．すぐに担当医師に連絡して手術は延期された．もう一度詳しく手術の話をしたうえで再度手術を受けるかどうかの判断を待つことになった．そのような折に近くの病室に同じ手術を受けた成人期の女性患者が入院していて，その患者が術後に器具を用いて発声を訓練していることを知った男性患者は手術を決意した．

（2）一過性の防衛反応の出現

　防衛機制は自己を守るために「防衛」しようとする反応であり，手術の決定などの場合には時に問題解決に至らない場合がある．しかし，一過性の防衛反応は「あるもの」として対応することが大切である．こういった時期には，その人のありのままを受け入れ，共感的・受容的態度で接することが必要となる．その人が現実を受け入れて前向きに手術に迎えるようにすることが大切であり，考え方を否定しないようにする．無理に励ますことも，わかってもらえないという思いに至って孤独感を感じたりするのでよくない．

[注] 患者会の例としては，乳がん―あけぼの会，NPO法人ブーゲンビリアなど，喉頭がん―銀鈴会，人工肛門・人工膀胱―社団法人日本オストミー協会，がん―全国に各種のがんに対応して設立，などがある

患者のもつ医療的情報の不足やその人の価値観も影響するので，治療法や手術の内容など現実的な情報を，不安を引き起こさないような範囲で提供し，ともに考え，一つひとつを理解してもらう働きかけが必要となる．この時は信頼できる家族などとともに話をすることがよい．心を許した人がいることで，患者は疑問や不明であった点を確認しあうことができるし，その後の支援の大きな力となる．

(3) 手術の身体的準備の中で行う心理的準備

　手術を決定した患者は，準備の活動に入る．まずは社会的な立場において手術のための入院期間を確保する．会社や家庭，学校での休暇の手続きなどである．子どもの手術の場合は，家族も必要な時間の確保を行うだろう．

　入院あるいは手術外来などにおいて行われる身体的な準備は，漠然としていた手術治療が現実的なものとして現れ，心の準備も促してくれる．医師や看護師の説明も手術前日にはよりいっそう具体的なものとなる．その中で手術内容や伴う痛み，術後の経過，回復への期待などをイメージしながら，手術に向けた心の準備をしていく．手術という未知の体験に対してコントロールできるという感覚[2]を熟成していく．

　この段階では患者とのかかわりの中では患者の意思を尊重し，できるだけ具体的でわかりやすい説明をしながら，医療者への信頼を形成できるようにかかわることが患者の安心につながる．

(4) 結果の予測から考える手術の受け容れ方

　手術を受ける患者には，疾患の回復への期待がある．手術療法は悪性腫瘍や体内の異物の除去，あるいは不健康状態の改善目的で行われ，摘出術，置換術，整復術などがある．患者・家族は，手術という治療の危険性や怖さなどを超える疾病回復への期待を持つ．手術する医師への信頼の厚い患者は，お任せし信頼して手術に臨むことができる．医療者への信頼を確保できることは患者の安心につながるものであり，術前準備では大切なことである．医療者の説明や対応の仕方から患者は手術の結果への信頼を育て，医療者に自分をゆだねようとする．

　婦人科の手術を受ける患者の調査で秋元[3]は，手術受け容れに際して次のような納得の仕方をしていると報告している．

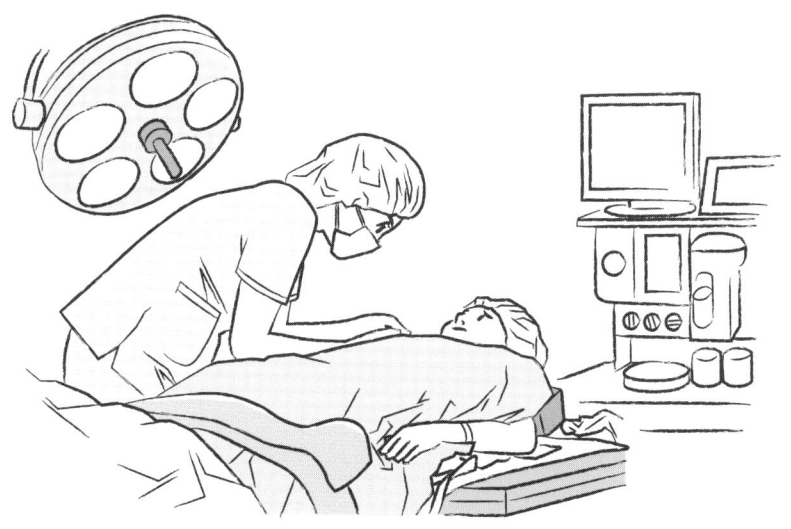

19

手術によって予測される良い結果（gain）と悪い結果（loss）をもとに，
① loss があっても責任を持って引き受けるとして gain を優先させ納得
② loss を意識しながらも意識的に考えないようにして gain を優先させた納得
③ 医師に任せておけば loss はないと信じて gain のみとした納得
④ loss について悩み続けたがあきらめがついて gain を優先させた納得
⑤ loss へのこだわりが消えないまま，不本意ながらも gain を優先させた納得

患者にとって手術を受け容れるに当たり揺れ動くさまざまな心理状態の一端を示している．手術患者が手術結果から得られるものを評価して手術を受け容れていく過程において，手術内容に対する理解と医療者への信頼と委任，その上で自己の感情コントロールが行われていることがわかる．

（5）緊急手術時の意思決定

緊急手術が行われる場合の意思決定は，時間的余裕のない中で行われる．

患者の意識状態によっては家族が代理で意思決定を行うこともある．その際にキーパーソンとなる家族が不在の中で行われることもある．生命を守ることを第一として現段階での最良の治療方法であることを示して納得してもらうことにより，患者や家族は緊急手術を受け入れる．時間の少ない中でも医療者は患者・家族の思いをしっかり受け止め，落ち着いた対応をすることが大事である．（4章1．緊急心臓手術を受ける患者，p.60 参照）

2）術後の患者の手術回復と意思決定

（1）手術が終わったことへの安堵と新たなストレス

手術後は，まずは生きていること，怖いと思っていた手術が無事終了したことに安心する．その中で手術によって引き起こされたいろいろな症状と直面する．麻酔からの覚醒直後は咽頭痛や口渇などがある．次は筋肉痛がある．これは筋弛緩剤使用による横紋筋の反応で，身体のあちこちの筋肉の痛みを訴える患者が多い．また同一体位によっておこる体の痛みもある．そして創部痛である．また膀胱留置カテーテルの違和感などもある可能性がある．こういった身体的な症状は，手術が終わった安堵感がある一方で新たなストレスとなる．

これらに一つひとつ対応して，患者自身が理解し納得でき，看護によって症状も緩和できるようになると，回復への意欲も向上し，手術からの快方へと向かうことができる．

（2）手術後の回復に向けた活動への意思

術後のさまざまな症状は，日ごとに緩和する．手術後の筋肉痛や同一体位による苦痛は体を動かすことによってより回復は促進する．しかし，痛みが心配で体を動かすことができないでいる患者もいる．早期離床の意味を理解し，大きな手術創があっても体を動かすことができることを知り，どのような動きをすれば痛みは少ないかを体得してもらうことにより，患者は手術からの回復を確信し，離床に向けて進んでいくことができる．まさに看護のかかわりの重要性が顕著に現れるときといえる．日ごとに行動範囲が広がることで，患者の回復意欲はさらに向上し，手術からの回復を加速することができる．

自律性を回復した事例

術後の処置に訪室すると「どうせ患者は医者のモルモットだから……」といい，手術も「医師のやりたいようにやっている」し，術後の痛みへの対応も「医療者は他人のことと考えていたわりがない」と思っているようであった．患者の考え方が気になったため，少し時間をもらって健康回復は患者自身が行うことであり，医療者は専門的な知識や技術を提供するだけであること，痛みはいつでも申し出てほしいことを話した．その後患者は自律性を回復し，毎日病院内の廊下を歩くようになった．廊下ですれ違うとにこやかに「健康回復は自分次第だから……」と話していた．

(3) 疾病回復への期待と不安

手術に伴う痛みやそのほかの症状が落ち着くと同時に疾患への期待と不安が大きくなる．術後の適当な時期に医師から手術内容について説明があり，目的が達成されたことを知る．その後は離床が進むことと合併症を起こすことなく経過することが大切である．これらが順調に進むことで，患者は手術侵襲から回復していくことを確信できる．

その後は一定の経過を経て根本的な治療ができたことを確信するが，それからは若干の新たな課題を抱える患者もいる．胃切後のダンピング症候群やストーマ造設による処置，また子宮摘出に関連した排泄への影響に悩む患者も散見される．患者にとってはこのようなボディイメージの変化に対して，身体的・心理的に対応できるようになるための期間が必要となる．本書ではこの課題には触れないが，病棟および外来での看護師の役割として期待されるところである．

3) 家族・キーパーソンの意思決定に及ぼす影響

手術の意思決定には本人はもちろんではあるが，家族や家族の中でも重要他者となっているキーパーソンの考えが大きく影響する．キーパーソンとなる人は経済的に優位であるとか，知的に優位であるとか，医療関係者であることなどが影響することが多い．経済的な面での援助関係や，疾病や治療への理解の深さなどが関連していると考えられ，ICではこういった人を含めて行うことが大事である．

(1) 子どもの場合

子どもの意思を親が代理して決定する．この場合，キーパーソンが母親か父親かはそれぞれの家庭の事情もあるが，手術をするかどうかの決断は父親で，日頃の細かいことは母親が決定するなど役割が分かれていることもある．父親は母親に任せている場合も多いが，大きな手術になるほど父親の役割は大きいとみられる．たとえば心臓疾患では両親ともにかかわる傾向があるが，ヘルニアなどの場合は母親に任されているといったことである．これも一概には言えないので，IC時の記録や入院時記録の中のキーパーソンを確認しておく必要がある．

子どもにとっての重要他者は母親である場合が多いが，母親の不安は子どもの不安定につながるので，子どもの手術にあたっては重要他者である母親を安心させることが重要になる．

（2）高齢者の場合

　高齢者の手術では配偶者が健在である場合は配偶者の意思が尊重されるが，すでに配偶者がいない人や認知症のある患者の場合には，子どもが重要他者としてかかわることが多い．近年の高齢社会を反映して80歳以上の手術患者も増加してきており，子どもといっても50〜60代の成人であり，社会人として主軸となっている人が多い．

　前項で例にあげたように，子どもが，親への的確な医療を求めて，その分野で有名な医師を探し，遠方からでも移動してくるという患者家族もいる．一方で，ひとり暮らしの高齢者で，遠方に住む家族がほとんど関心を示さない，あるいはかかわることができないという人もいる．そうかと思えば，自立していたいので子どもには知らせないでほしいという高齢者もいて，さまざまな生活背景の中での意思決定が行われていることがうかがえる．

文献

1章-1
1) 岡谷恵子：手術を受ける癌患者の術前術後のコーピングの分析．看護研究，21(3)：53-60，1988．
2) 柏木恵子　http://www.kazoku-shinri.com/interview/expert/kashiwagikeiko.html
3) ハナ・グリーン著，佐伯わか子，笠原　嘉訳：デボラの世界—分裂病の少女．みすず書房，1971．

1章-2
1) 中西睦子・他：対処(copig)に関する研究：文献概観．看護研究，21(3)：3-16，1988．
2) D.W.Scott・他，森山美知子，中西睦子訳：ストレス対処モデル．看護研究，21(3)：23-34，1988．
3) 小島操子著：危機理論・危機介入．改訂3版，金芳堂，2013．
4) 野末聖香編：リエゾン精神看護　患者ケアとナース支援のために．p.22，医歯薬出版，2013．
5) 岡谷恵子：手術を受ける患者の術前術後のコーピング．看護研究，21(3)：53-60，1988．
6) 竹内登美子編：高齢者と成人の周手術期看護1　外来病棟における術前看護．第2版，医歯薬出版，2012．
7) 安酸史子・他：ナーシンググラフィカ　成人看護学(1)成人看護学概論．第2版，メディカ出版，2013．
8) 岡堂哲雄，鈴木志津枝：危機的患者の心理と支援．中央法規出版，1987．

1章-3
1) D.W.Scott・他，森山美知子，中西睦子訳：ストレス対処モデル．看護研究，21(3)：23-34，1988．
2) 雄西智恵美，秋元典子：周術期看護論．pp.35-36，ヌーヴェルヒロカワ，2009．
3) 秋元典子：子宮全摘術の決意時における患者の納得の仕方-子宮筋腫の患者の焦点を当てて．看護研究，26(6)：19-29，1993．

第2章

不安の哲学的考察

はじめに

　手術にはさまざまな不安が伴う．手術とは，メスや外科的器機を用いて患部を切開し，医療的処置を施すことである．その目的が，検査，切除，形成，移植いずれであるにせよ，それ自身が生体への侵襲を不可避的に伴う．そのため，手術を受けねばならない患者は，病気がどのくらい重いものなのか，果たして治る見込みがあるのか，といった病気や障害に対する不安だけでなく，手術による痛みはどの程度なのか，麻酔による副作用の心配はないのか，手術はうまくいくのか，という手術そのものに起因する不安も感じざるをえない．さらに，仮に手術はうまくいったとしても，身体の調子や姿形はどうなるのか，仕事に元通り復帰することはできるのか，家族や友人との関係に変化は生じないだろうか，治療費は一体いくらになるのだろう，といった術後の生活に対する不安も抱かずにはいられなくなる．

　山で大怪我をして病院に運ばれ，翌日手術を受けることになった脳神経外科医オリバー・サックスは，こう述べている．

　　　気分がだんだん滅入ってくる．ひどく恐ろしくなってきた．死にたいする恐怖だったのだろうか．それもあったことはたしかだが，むしろ暗くて得体の知れないもの，なにか神秘的なものにたいする恐怖だった．悪夢のように不気味で，山で経験したものとはまったくちがっていた．あれは現実がはらんでいる危険にたいする恐怖だった．しかしいまは，なんともいえない歪んだ恐怖がわきあがってくる[1]．

　サックスが感じた恐怖と不安の内実は一体何だったのだろうか．

　不安にはもちろん「効用もある．不安があるために，よい患者行動をとったり，コンプライアンスがよくなったりする．手術の結果や経過にもよい影響がある」[2]．しかしこの事実は，手術をめぐる患者の不安に対しては何のケアの必要もないという結論を導くものではない．では，手術患者の不安に対してはどのようなケアが求められるべきなのだろうか．この問いは本書全体が取り組むべき課題であるが，本章では，人間にとって不安とはそもそも何を意味するのかという基本的な問いに立ち返り，哲学の立場から考察を進めてみたいと思う．不安は単に取り除かれるべき不快な症状だという断定も，効用ゆえに放置してよい状態だという判断も，短絡的な誤認である．不安に対する適切なケアがどのようなものであるべきかを見定めるためには，不安の人間論的考察を欠くことはできないのである．

1. 不安になるということは人間にとって何を意味するのか

　不安とは感情や気分のうちの一つである．では，感情もしくは気分とは人間にとっていったい何を意味するのだろうか．そこから考察を始めてみたい．

1）感情は世界と自己の成り立ちを示す独自の知である

　感情とは，経験内容を主観的に彩る情動に過ぎず，重要な知的機能とは見なしえないとする考えがある．たしかに感情は移ろいやすく，快不快の情感を伴うため理性的な判断を歪ませてしまうことさえある．怒りに我を忘れて暴力に身を任せることの危険は誰もが知っていることであり，ストア派の哲人たちが「アパテイア（無感動）」を人間の理想として掲げたのも頷けよう．しかし，感情や気分が，理性的に制御されるべき，単に主観的な情動に過ぎないというのは，十分に考え抜かれた理解だと言えるだろうか．

　こうした感情の理解に批判の一石を投じたのは，20世紀を代表する哲学者ハイデガーであった．ハイデガーは，感情が人間存在に固有の独自の知的機能であり，冷静な理性的判断などより一層深く世界の成り立ちを開示してくれるものだと考えたのである．私たちは，自分の調子の善し悪しを日々感じとっている．このことは，私たちがそのつどすでに気分によって彩られていることを示す．生活そのものがうんざりしたものとして感じられることもあるだろうが，そうしたことは，対象の知覚や状況の判断によってではなく，自ずと兆してくる気分を通して実感されるものなのである．

　この場合，世界とは，存在するものすべてを数え合わせた合計のことでもなければ，存在するものが場を占める物理的な空間のことでもない．世界とは，私たちがそこに住まうことのできる意味の連なりの全体である．気分とは，こうした意味の脈絡としての世界のうちで，自分自身の存在の様相を感じとらせてくれる，人間存在に固有の知のあり方に他ならない．この点に鑑みてハイデガーは，気分を，人間の存在構造を規定する根本的なカテゴリーへと高め，「情態性（Befindlichkeit）」と命名した．私たちは知らないうちに気分づけられてしまっていることによって，世界のうちで自己がいかにあるかを感じとる（sich befinden）のである．

Column　意味の連なりの全体としての世界

　ふだん私たちを取り巻いているものはよそよそしい対象というより，手にも目にも馴染んだ親しみと有用性に満ちた道具的存在であることが多く，私たちの行為はたいていなんらかの道具を用いてなされる．例えば，板を打ちつけるためには金槌のような道具がどうしても必要であろう．その際，道具は他のさまざまな道具と組み合わされずには，有用性を発揮することができない．板や釘がなければ金槌があっても無意味であろう．とすると，金槌で釘を打つとき，私たちは，行為のさなかにおいて暗黙のうちに道具相互の連関を見通していることになる．道具を使うということは，身の回りのものを目的と手段とが幾重にも折り重なった意味の連関として把握する実践的な知識の発動に他ならない．ハイデガーによれば，道具の使用を可能にする条件としていつもすでに開示されている意味連関の全体こそが世界なのである．私たちは暗黙のうちにそうした世界に帰属している．

情態性とは，自己のあり方を感じとる働きであるが，それは反省によって主観の内面的な心情を主題化することではない．むしろ気分はどこからともなく襲ってくるものなのである．

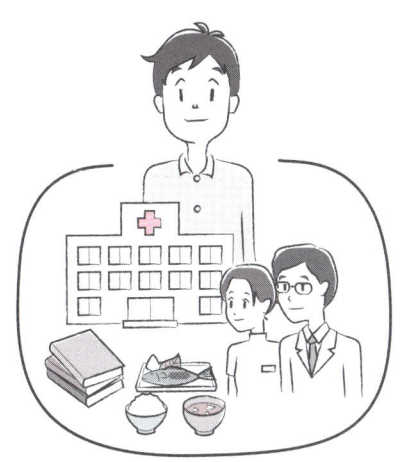

> 情態性は反省されていないどころか，配慮的に気づかわれる「世界」に無反省に身をまかせ，没頭しているときにかぎって現存在を襲う．気分とは襲うものなのだ．気分は「外部」からくるのでも「内部」からくるのでもない．世界の内に存在する様式として，世界内存在そのものから立ちのぼってくる[3]．

ハイデガーによれば，人間は意識のうちに閉じ込められた存在ではなく，むしろ意味連関の全体としての世界へと越え出て，そこに住まう存在である．それゆえに，人間の存在は，「世界内存在」と規定される．ハイデガーによれば，世界は常に気分づけられているが，それは主観によるイメージの投影などではない．私たちは気分をもつというより，気分のうちにあるのであり，気分は世界の開示の様式そのものなのである．世界の開示は，世界についての知識や信念とは異なる．情態性は，私たちがすでに世界のうちへと投げ込まれてしまっていること（＝「被投性」）を開示するのであるが，それは私たちが主題的に被投性の事実に注目するということを意味しているのではない．私たちは，たいていの場合，逆に被投性の事実から背を向けてしまっている．しかしこのとき，このように回避するということそれ自身を可能にするものが情態性による世界の開示なのである．

ひとが自分の存在において感じとる感情はその個人の内面における一時的な気分の移ろいとして扱うことはできない．感情は，そのひとにとっての世界の固有な現れの様式を意味する．手術患者の感じる不安は，主観の内面的な情調というより，むしろ患者にとっての世界それ自身の様相に他ならないのである．たとえ，術前の不安が手術の成功によって嘘のように消え去ったとしても，不安に彩られた患者の世界が嘘偽りだったということはできない．

2）感情は自己が自分にとっての重荷であることを告げ知らせる

ハイデガーの人間理解は，知の絶対的基盤を自我の自立性のうちに求めようとした近代の人間観とは著しく異なっている．どんなに疑っても疑うことのできない確実な知を問い求めたデカルトが疑いの果てに見い出したのは，疑いのさなかにおいて疑っているのがこの私であり，そのことはいかにしても疑いえないという，自己意識の明証性であった．「我思うゆえに我あり」という表現は，自我の自立性をすべての知の基盤として打ち立てようとする近代的プロジェクトの宣誓であったとも言えよう．

これに対し，ハイデガーによれば，私たちが自分自身にかかわる仕方は，自己意識の絶対的な確実性といった事態とは，およそかけ離れたものである．自分の存在は自分自身のうちに根拠をもつものではなく，どこから来てどこへ行くのか分からないまま，世界に投げ出されているものとして世界のうちで気分を通して見い出されるのである．その意味で，自分はいつも自分に遅れて到来し，つねに課題として立ち現れてこざるを得ない．

ひとは皆生きている限り，自分としてしか生きることはできない．それゆえ，自分の存在は自分にとってもっとも近しい存在であるはずなのに，曇りなく自明なものとは決して言えない．自分という存在は，常にその存在を気遣わざるをえないように定められ，具体的な状況下にあって生きねばならない固有の重荷として課せられてくるのである．それゆえに，私たちはおうおうにして自分自身であることから逃げ出したくなる．しかし，自分が自分という重荷から逃げたくなるということは，自分の存在が重苦しい気分のうちで自分に対してすでに開示されてしまっていることの何よりの証拠だと言えよう．そこでハイデガーは次のように述べる．「情態性は現存在をその被投性において開示し，しかもさしあたりたいていは回避しながら背を向けるという様式で開示する」[4]のである.

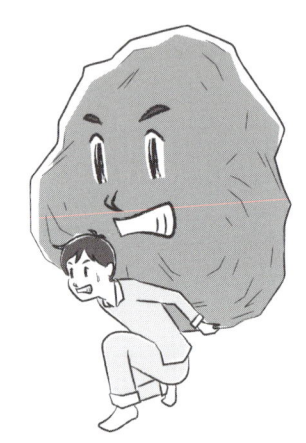

患者にとって，手術を受けねばならないという事実は，誰にも代わりを引き受けてはもらえない固有の重荷として立ちはだかってくる．こうした自己の課題性格はどのような感情においても何がしか感じとられているものであるが，とりわけそれは不安という感情において顕著である．ハイデガーは，さまざまな感情のなかでも，とりわけ不安という感情を重視し，それを根本的情態性と見なしたのである．

3）恐怖の底には不安がある

不安は恐怖と隣り合わせである．区別なしに論じられることも多い．もっとも，多くの識者が指摘するとおり，両者は対象の有無によって区別することができる．次のような説明はその一例である．「自分を脅かす対象が目前に存在していてこれにひるんでいる感情を恐怖と呼ぶのに対し，不安は自らに襲いかかるものを特定することができないまま自己の存在があやうくされていると感じる情動である」[5]．これに対し，ハイデガーは，不安と恐怖という2つの情動の間に，対象を特定しうるかどうかという違いだけではなく，位相の違いとでも言うべき差異を見いだしている（**表1**）．

まず恐怖について考察してみよう．恐怖を感じるのは，私たちを脅かすものがこちらに近づきつつあり，そのものと遭遇する危険が高まっている場合である．その際，自分を脅かすものを最初に認めておいてから，事後的に恐れという感情が生じてくるのではない．また反対に，恐れることによって，こちらに近づいてくるものの恐ろしさが後から確認されるわけでもない．そうではなく，「接近してくるものは，まずその恐ろしさにおいて覆いをとって発見されているのだ．そうであるとするなら，さらに恐れは恐れることで，明示的に眺めやりながら，恐ろしいものをじぶんに『あきらかにする』ことができるのである．……恐れることは情態的な世界内存在のうちでまどろんでいる可能性である」[6]．恐怖はそれ自身が開示機能であり，人間はその本質からして恐れやすいという情態的特徴を有しているということになる．

では，ひとがときとして恐れを抱くその理由は何だろうか．恐れの理由は恐れの対象とは異なる．ひとが恐れを抱く理由は，人間が世界の内に存在するものであるということ自身のうちに求められるのである．「恐れることによって開示されるのは，危険にさらされているこの存在者，じぶん自身に引きわたされているこの存在者なのである」[7]．ひとは檻のなかにいる猛獣を恐れ

ることはない．恐るべき対象がそこに存在していても，自分がそこに曝されていなければ恐れるに足りない．恐れは，自分が恐るべきものと遭遇可能なものとして世界のうちに曝されているがゆえに生じる気分なのである．

では，これに対して，<u>不安</u>はどうだろうか．ハイデガーによれば，私たちは日常の生活のなかで自己の本来的な実存の可能性をそれとして理解することはない．私がこの世界のうちに存在する本当の理由と意味は何かと問うことなく，そのつど社会のなかでの求めやニーズに応えることに汲々とし，意味の連なりとしての世界のうちで自分にあてがわれる役割の方から自己を理解し，それで済ませている．人間のこうしたごく当たり前に見られる存在の仕方をハイデガーは，「頽落（Verfallen）」と呼ぶ．そこに見られるのは，自分自身の本来的可能性からの逃避という性格である．

恐れという感情のうちには脅かすものからの逃避という性格が見られたが，頽落に見られる逃避性格は，それとは全く異なっている．

頽落というかたちで背を向けることは，それゆえ世界内部的な存在者に対する恐れに基底づけられた逃避ではない．背を向けることが，世界内部的な存在者のうちに没入するというしかたでその存在者へとまさに向きなおることであるだけに，そのように基礎づけられた逃避性格は，背を向けることには帰属しない．頽落というかたちで背を向けることはかえって不安にもとづいており，不安の側が恐れをはじめて可能とするのである[8]

普段の生活のなかで私たちは，世界内存在としての自己の可能性を直視することから逃避している．頽落のもつこうした逃避性格は，不安に基づいており，その不安が同じく恐れをも可能にしているのだとハイデガーは述べる．「恐れとは，『世界』に頽落した非本来的な不安であり，恐れ自身にとってそのものとしては隠されている不安なのである」[9]．私たちがときとして恐れという感情に襲われるのは，恐ろしいものがいるその世界に自分自身が傷つきやすいものとして曝されていることを感じているからである．あるものを恐れるとき，恐れは自己の状態，対象への態度，対象の現れ方などとして記述されうるが，世界は恐れの感情を抱く以前に私がそこに居合わせている場である．その意味で，恐れは，世界内存在としての自己とその世界とを可能性として丸ごと開き示してくれる気分の発動を前提にしている．ハイデガーによれば，その根本気分こそが不安なのである．

表1 恐れと不安の違い（ハイデガー）

	恐怖（Furcht）	不安（Angst）
なにに対して？	世界内の恐ろしいものに対して	世界そのものに対して
なにのゆえに？	危険にさらされた存在者であるがゆえ	世界内存在であるがゆえ
どのような逃避の条件？	恐ろしいものからの逃避	本来的な自己からの頽落的逃避

ハイデガーの立論に従うなら，手術患者には，さまざまな恐れがあるが，その底には不安が兆しているということになるだろう．手術を受けることは，さまざまな恐れを伴うものであるが，その恐れが現実のものとなるかどうか，その可能性が未決定のまま残される限り，不安の潜在性も切迫したものにならざるを得ない．手術患者がさまざまな恐れを口にするとき，そこには自分のいのちへの不安が背後に横たわっている．恐れの表出は，日常的に慣れ親しんだ世界の意味連関が自明のものでなくなっていくなかで，それでも生きていか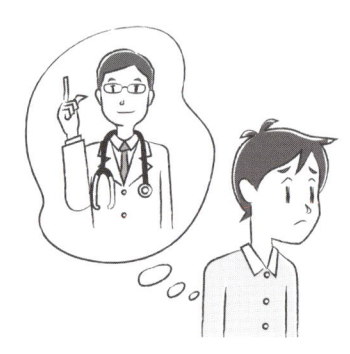
ねばならないということをどう受け止めたらよいか，その戸惑いの声である可能性は高い．たとえ手術患者が病いや手術について誤った認識を持ち，過度の不安を抱いている場合であっても，患者の生きている世界の様相までもが誤りだということにはならない．実際に患者はその世界を生きているのであり，その世界のありようを無視することはできない．

4) 不安は世界の様相に根本的な変化をもたらし，自己自身へと向き合わせる根本気分である

　不安において私を脅かすのは世界のなかに存在する特定のものではない．世界の内に存在するものは意味連関としての世界のなかに適所を与えられた場合には，有用な道具的存在として用いられるが，不安においては，「そうした適所全体性は，そのものとして総じて重要性をもたない．適所全体性は，それ自身のなかに崩れこむ．世界は完全な無意義性という性格を有することになる」[10]．不安という気分においては，特別な対象が恐ろしいものとして近づいてくるのではない．不安にはその対象と言えるものは何も存在しない．その代わりに，居場所としての世界そのものが私に脅威を与え，胸を締めつけるものとなるのである．

　不安になると，世界そのものが支えを失い，すべてのものからその意義が剥奪される．不安において「意味されているのは，世界内部的な存在者がそのもの自身にそくしてかんぜんに重要性を欠いており，世界内部的なもののこうした無意義性にもとづいて世界がその世界性においてひたすらなおも迫ってくる，ということなのである」[11]．不安は，世界が意味連関としての世界のなかからは決して意義づけられることのない場であることを自覚化するよう迫ってくる．「不安になることで，根源的かつ直截的に世界が世界として開示される．……不安は情態性の様態として，はじめて世界を世界として開示するのである」[12]．

　ひとが不安になる根本の理由は，あれこれの具体的な事柄が脅かされるためではない．人間が世界のうちに存在する可能性であることそのものが，不安の理由なのである．不安になると，世間の常識や公共的に認められている意味の脈絡は自明性を失い，世界全体を理解する尺度を世界のなかから手に入れることができなくなってしまう．不安によって，人間は「そのもっとも固有な世界内存在へと単独化され」[13]るのである．世界とはこういうものだという既存の理解は役に立たなくなり，他者への暗黙の依存が断ち切られる．そのため，不安とは，私たちがさまざまな個別的対象と出会うのに先立って世界に帰属していたことを明らかにするとともに，世界を世界として主題化すること，つまり世界への自由な開きを人間にもたらし，本来的な実存の可能性に直面させる根本的な情態性なのだ，とハイデガーは結論づけるのである．

不安は，人間を単独化することによって，慣れ親しんだ意味連関の方から自己を理解しようとする惰性を打ちやぶり，世界内存在としての自己の存在を実存の可能性として開示する根源的な情態性である．通常，不安の気分は抑圧されてしまいがちであるが，手術患者は，不安を払拭することが容易ならざる存在として，不安が本来有している可能性を引き受けざるをえない立場にある．その意味において，手術患者は本来的実存への促しのなかにあり，自己の生の意味をそれ自身において問う可能性へと招かれていると言うこともできるだろう．

　手術患者はさまざまな恐れを抱え，その根底に不安の切迫を感じとっている．そのとき患者には，世界が世界として開示され，自らの死すべきものという宿命を存在の中心において受け止めざるを得なくなると同時に，世界へ問いが兆してくる．このような患者の声なき声を耳にするとき，そこに患者への独自の敬意が生まれる．医療職者が患者に敬意を払うべき理由は，患者が自らの身をもって人間の存在の条件と向き合わざるをえない者として，自らのいのちの可能性を実現しようとしているからに他ならない．

2. 不安という気分は何を明らかにし，何を隠すのか

　ハイデガーにとって不安は両義的な意味を帯びている．不安は一方では頽落という非本来的なあり方を引き起こす理由になると説明されていた．と同時に他方では，頽落している人間を本来的な実存へと促す条件の一つとしても捉えられている．つまり，非本来性的実存を可能にする条件であるとともに，本来的実存の可能根拠としても解釈されていることになる．このことは，不安がそれ自身において開示機能を果たすと同時に，隠蔽機能としても働くことを意味せずにはおかない．では，不安の開示機能において明らかになるのはどのようなことなのだろうか．また不安において開示機能と隠蔽機能とはどのように折り合わされるのであろうか．ここではハイデガーだけでなく，他の哲学者や精神病理学者の言葉をも手がかりにして考察を進めていくことにする．

1）不安はパトス的生成のうちにある人間の有限性を自覚させる

　不安は，人間が有限なものであることを頭で理解させるのではなく，存在の全体で実感させる．世界のうちへと投げ出されているものとして自己を見い出すという働きはすべての情態性に等しく認められることであるが，不安は慣れ親しんだ意味の連なりとしての世界の自明性を剥奪する仕方でそのことを示す．私は自己のうちに存在の根拠を持っていないこと，私が私に与えられるのは私という実体の持続性が予め保証されているからではないことを知る．そうした存在の無根拠性は，死という可能性が避けることのできない確実なものであることの認識へと繋がっていく．不安は，慣れ親しんだ世界の意味連関の方からは答えが与えられることのない，自己の存在への問いに私を目覚めさせる．私がここに存在し，この私に世界が開かれていることは，通常の生活においては，自明の前提であるが，そうした自明性の見かけがすべてはがれ落ち，私の存在は，衆目一致の客観的事実としてではなく，自分自身で担うほかない謎に満ちた重荷として私に課せられてくる．ハイデガーは不安を，人間の有限性を自覚化させる開示機能だと見なしたのである．

　だとすると，生身の個々の人間にかかわる医療の世界もまた，誰にも当てはまる客観的な概念によって記述されうるものではないということになるだろう．医療の世界に主体性の概念を導入

することを訴え，医学的人間学を提唱したヴァイツゼカーによれば，人間のいのちは世界内の一つの事実として客観的に計量しうるようなものではなく，「パトス的なゆらぎ」として記述されねばならない．

> 人間はパトス的なもののうちで生き，パトス的なものとして働き，パトス的なものとして存在へと向けられている．人間はあれやこれやであるのではなく，そうあってもよく，あらねばならず，あろうとし，あるべきであり，あることができる．人間は，人間学では存在する存在としてではなく生成する存在として認識され，そして —— これがこの学問の誇りなのだが —— 人間がこのように認識されるときにのみ，この認識は治療という種類の影響を及ぼす上で有益なのである[14]．

パトスとは，受動的状態を意味し，感情，情念，情熱などを指す語であるが，ヴァイツゼカーは人間が行為主体として能動的に生きる際にも，そのいのちが受動的に生きられており，生が受苦でもあるということを示唆している．しかも人間は環境との交互作用のうちで絶えず主体性をうち立て直していかざるを得ないという流動性のうちにある．そのため，そこには固定した客観的な事実（ヴァイツゼカーのいう「存在」）として記述できることは皆無であり，「せねばならぬ」という強制的な切迫，抵抗のうちで現れる「すべし」という規範的促し，「してもよい」という自由の開示，「できる」という限定された可能性の広がり，自由を消して必然を生じさせる「しようとする」という振る舞い，これらの交錯の中で，ひとは生きてゆかざるを得ない．ヴァイツゼカーは話法の助動詞を生の現実を現すパトス的カテゴリーへと高めることによって，世界が情動によって劇的に変容する可能性をはらんでいることを明らかにしたのである．

このことは病気についての理解にも刷新を迫る．ヴァイツゼカーはこう語っている．「病気という概念を正しく構成しようとすれば，それは存在的な概念としてではなく，パトス的な概念としてでなければならぬ」[15]．病気とは，世界への情動的な関与によって主体性が更新されていく仕方なのである．こうした理解は，カンギレムの病気観とも軌を一にする．「病気は，生物の積極的革新の経験であって，もはやただ縮小や増幅の事実だというだけではない．病理的状態の内容は大きさの差を別として，健康の内容からひき出されるものではない．病気は健康の次元での一つの変異ではない．病気は生命の一つの新しい次元である」[16]．ひとは病気になったと感じるとき，別の世界に移行し，別の人間になったと言うべきなのである．

手術患者は，さまざまな恐れを通して，不安が開示する事柄に背を向けることが困難であることに気づき，自らの人生を生き抜くべき課題として引き受けざるをえなくなる．人生は確定済みの事実でも，誰の目にも明らかな客観的対象でもない．病気になるということ，手術を受けるということ，それぞれがめくるめく自己のパトス的変容であるが，その自己自身に対してパトス的に向き合わざるをえないという切迫のなかで，人生は自分自身への問いかけとなる．生のただ中からしか生への態度は生まれないが，生への態度によって生は情動的に彩られそのつどの気分によって染め上げられる．人間はこの循環から脱することはできない．手術患者は不安というパトスを生きることで，自らの生が独自の色合いをもって生自身のうちに映し出されることを経験する．それは世界の変容を通して，有限性の自覚の度合いが深められていく過程だと言うことができよう．

2）不安は自身の宿命を自覚させ，可能性への賭けへと促す

　不安は，私の存在に限界があることを示す．このことは私が具体的な状況の事実性から自由ではありえないことを意味する．大森荘蔵は確率の意味について論じる文脈のなかで，独自の議論を展開している．

> 　私が今コインを投げようとする．そのとき裏がでるか表がでるかは半々だ（1/2の確率だ），ということは何を意味しているのだろうか．ここで大切なのは，今問題にしているのはこれから投げるというただ一回きりの事件についてである，ということである．これから何十回も投げてそのうち表と裏が半々にでる，というのではないのである．次のただ一回きりの投げが問題なのだ．そこで投げてみる．表が出た．そのことで裏表のチャンスは半々だと言ったことが当たったことになるだろうか．もちろんなるまい．……要するに，一回きりの事件では，前もってその確率を云々しても，その予言の当たり外れを言うことは意味をなさないのである．……では一回きりの個別的事件の確率を云々することは何を意味しているのだろう．……私はそれは単なる予測の命題ではなく，自分が生きる上での心構えの表現であると思う．……それらは来るべき人生への賭けの表現なのである[17]．

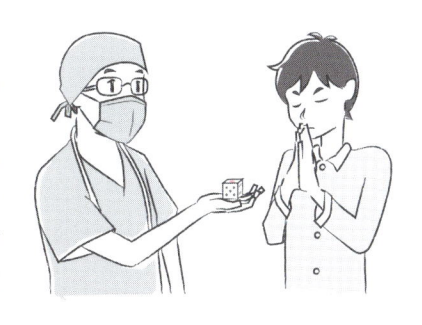

　自分の人生においてやり直しがきかない出来事については，単なる予測というものはありえない．そこでは，自分の人生を賭けることが求められる．この場合，確率は第三者による統計結果の報告とは異なった意味を帯びる．それは，覚悟のほどの表現であり，過去の統計を参照しての賭けなのである．

　手術患者は，手術成功の確率が何％，完全治癒の可能性が何％などという情報を求めざるを得ないだろうが，その数値が何％であれ，その意味を過去の統計結果の把握のレベルにとどめることはできない．統計結果は終わってしまったことを後から俯瞰して取りまとめた数値であるのに対し，患者が受け止めねばならない確率の数値は自分の未来の可能性への賭けなのである．世界のうちに私が存在するという事態そのものが不可能になるという可能性と機能回復して元通りの生活ができるようになる可能性との揺れ幅に翻弄されつつ，患者は宿命の到来を全身で待ち受けねばならないのである．医師の手技に身を委ねる決意ができるまで，患者から不安が消え去ることはない．

3）重度の不安は安全保障感を喪失させるがゆえに，対処のため別のものに置き換わることがある

　不安は世界を居心地の悪い不気味な様相において開示するものであり，そこに立ちとどまることを困難にさせる情態性である．ハイデガーは非本来的実存様式への頽落の根底に，根本気分としての不安の開示機能を見て取ったが，それは裏を返せば，不安はそこからの逃避の可能性を準備するものであることを意味する．不安はそのようにして不安の理由を隠蔽するとともに，自ら

を組み替え，症状を形成するものでもある．

　不安が別のものに置き換わる可能性について，鋭敏な考察を展開したのはフロイトであった．小林俊三によれば，「フロイトは，人が圧倒的な寄る辺なさを体験する外傷的瞬間から派生してくる不安と，そのような外傷的瞬間が起きそうだと予感する信号としての不安とを区別した．前者は象徴化以前の情緒であり，後者は象徴化可能な情緒である．後者の例として少年ハンスの馬恐怖が挙げられる．ハンスの母親への性愛的愛着は，父親から去勢される不安を惹起し，抑圧されて馬恐怖へと置換された．後者では，語られた不安は本当に恐れられている何かを防衛している．これは現代の不安の臨床では見過ごされがちな点である」[18]．不安が世界の慣れ親しんだ意味の文脈を剥ぎ取り，人を孤独に陥らせるような寄る辺なき経験となる場合，対処が困難になる．そうした場合，不安への対処のために主体は症状を生み出し，不安をもたらす外傷経験から自己を防御する場合がある．もちろん症状を被ることそのものが当人にとって不安をもたらすものであり，不快な経験ではあるが，それはより危機的な不安から身を守るものでもある．不安には度合いの軽重があり，強度の大きい不安から自らを守るために軽度の不安や恐れへと組み変わる．神経症には，不安の置換のメカニズムが秘められているのである．

　病的不安の現象学的記述を企てた笠原嘉は，不安の処理の仕方に三通りの仕方を区別している（表2）．一つは，「主観体験化」という方法であり，これはもっぱら心の中で「体験」として加工されるものであって，神経症性不安の正当な解消方向だと述べている．しかし，これとは別に，不安が身体領域へと解放されて四肢麻痺や高血圧などの身体症状をつくる場合があり，これを「身体化」と呼ぶ．さらに，自殺や引きこもりといった形で不安を発散する「社会行動化」のパターンを形成することもあるという．笠原は，この三つの不安処理のうち，「主観体験化」をより高度の処理が可能な対処法だと述べている．「いわゆる自我とか自己の力が強ければ，より高度の処理が可能と考えることができる．……児童に成人型の不安が体験されるのは大体10歳に達してからであるという臨床事実もそのことを現している」[19]．

表2　不安の処理の方法（笠原嘉）

	説明	例
主観体験化	心の中で体験として加工する	離人神経症など
身体化	身体症状をつくる	四肢麻痺などの転換ヒステリー，高血圧などの心身症
社会行動化	行動として発散する	自殺，引きこもり，薬物依存など

　手術患者の場合でも，不安が直接に訴えとして表現されない場合も多い．河野友信によれば，「不安や不安関連の訴えがあれば対処の方法も講じやすいが，間接的な表現であったり，防衛機制としての形をとっている場合にはわかりにくい．症状や状態の背後を読む素養や経験がないと，変形したり修飾された不安を捉えたり理解することは難しい．手術患者の不安にはそれなりの意味がある．医療や医師に対する不信感を抱いているためであったり，周囲を困らせるためであったり，依存欲求が潜んでいたりする．……周囲を操作するために，意図的に不安を顕示することがある．よい手術を受けたいという願いが高じて不安になっている場合もある」[20]．不安はさまざまな変容の可能性をもつ．患者の不安がほんとうのところ意味しているものは何なのか，医療職者には，そのことに細心の注意を払うことが求められよう．「病的な不安は患者を苦しめ，心身相関で身体への悪影響をもたらす．……マイナスの症状対応行動や療養行動をとったりする

場合もある．多くは無用の転医や転院を繰り返したり，無駄な検査を繰り返したりする」[21]．手術患者への適切な看護ケアのためには，不安が病的なものかどうか，不安の程度はどのくらいか，その意味と影響を診断し，不安をもたらす要因は何か，不安の解消を妨げているものは何かを考察することが求められよう．

3. 不安は何を不可能にしてしまうのか

不安は本来的な実存の可能性を開く根本的な情態性だというのが，ハイデガーの考えであった．しかし不安は人間の可能性をその有限性のありのままの形で十全に開示する機能であるばかりでなく，世界を居場所のない酷薄の地に変容させ，極端な場合には生きることを不可能にしてしまう負の力を及ぼしかねないものでもある．そこで，不安をより具体的な人間学的な記述において捉え直し，不安のもつ負の力の意味について考えてみたいと思う．

1）不安は独自の体感を伴い，世界にうちに存在することを困難にさせる

ハイデガーは経験において身体が演ずる役割に言及しなかった．そのため，気分と身体的現象との関係が不明瞭のまま残されてしまったが，実際には両者は不可分の関係にある．霜山徳爾は，不安を人間存在の条件だと規定した上で，「それ自身として見れば，われわれの『生きられた』身体性における存在の体感（セネステジー）に他ならない．体感としてそれは人間の生の流動の内で不断の条件でもあるし，違和感でもある」[22]と述べ，心理的側面と生理的側面とが切り離したく交差する不安現象の特質として，比喩でしか表現しえない特徴を5つ挙げている（表3）．

「第一に挙げられるのは狭窄感である．不安は『胸がせまり』，『胸がふたぐ』，『心をしめつける』である」[23]．不安には胸をしめつけるような狭窄感が伴う．不安症状を呈する患者の多くは，胸を手で押さえたり，かきむしったりして苦悶する姿を示す．不安は，動悸や頻脈といった形で，心臓への心配に容易に結びつく．

霜山は次に，「不安には，この狭窄，圧迫，重圧に対して，これに拮抗し，あるいはこれに促進される心迫性，つまり内からこみあげくるあらがい難いうながし，という現象特性がある」[24]ことを指摘している．今までの人生を振り返って否定的な評価しか得られない人間が，落ち着きと満足を得られない場合，より充足した生を渇望する内的な脅かしが不安となって立ちのぼるのである．心理的な圧迫から不安な憤怒が生じることもある．

加えて，「体感としての不安の次の特性は，よりどころのない浮動性ということである．不安には何か『停泊点のないこと』『基盤のないこと』『立場の喪失の感じ』が伴っているものである」[25]．不安とは，庇護するものを失い，生活空間において安定した地位を占めることができなくなって，眩暈に似た転落感に苛まれることでもある．人間にとって，未来が不明であることも未来が遮断されていることも，いずれも不安の条件となりうる．

さらに，「体感としての不安の持つ『浮動性』と連関しているものは，存在への不信感とでもいうべきものである」[26]との指摘がなされる．不安には，おびやかされるといった感じがつきまとっている場合が多く，こちらからは定かでない不安の対象から付け狙われているという一方的な感じが生じ，世界と他者への親しさは損なわれがちになる．

「次に，体感としての不安には，更に交感神経緊張にもとづく熱冷感及びそれに伴う気分変様

が特徴である」[27]．不安はしばしば顔面蒼白や冷や汗，動悸を伴い，胸騒ぎのする戦慄が身体を貫くのである．

表3 不安の体感の種類（霜山徳爾）

	意味	比喩表現
狭窄感	恐怖によって引き起こされる圧迫感	胸が迫る，胸をふたぐ，心をしめつける
心迫性	熱望，より多くの生命への渇望	切望する，甘美な不安，不安な浄福
浮動性	基盤のないこと，立場の喪失の感じ	空中に浮いているよう，根無し草，目くるめく
存在への不信感	背後から脅かされる感じ	しらじらとした世界，解剖台の上の人間のよう
熱冷感	熱に貫かれたり寒さに震えたりする感じ	火のよう，赤褐色の調子を帯びた世界，冷たい戦慄

　このように不安は狭窄感，熱望感，浮動感，不信感，熱冷感といった不快な体感として経験される．ヴァン・デン・ベルクが印象深く描いているように，「健康なときには，私は自分のからだのことなどなにも自覚しない．しかし，病気であるいま，私は自分の身体的存在を鋭く自覚するようになる．身体的存在は不快さ，鈍い頭重感，そしてなんともいえないむかつき感のなかで自覚される」[28]．病いは否応もなく注意を身体へと向けさせるのである．「患者にとっては，自分のからだが自分にとって異物となる．侵入者としての病気がそのからだの司令部となり，からだはその人にとって住みつくことのできないものに変えられてしまう」[29]．病いによって身体感覚が変容し，不安が強まると，体感は，身体内部の状態の変化として意識されると同時に，世界のうちで自己を見出す仕方の変調として自覚化されるようになる．

　ラトクリフによれば，体感の変化は状況のもつ可能性の変容と連動し，世界のうちに存在しているという実在感をも変容させる．「私たちが痒みや軽い痛みや胸の締めつけを感じるときはいつでも，表立った感覚が身体についての感覚であるかその他のものについての感覚であるかに関わりなく，世界のうちに存在しているという背景的感覚をすでに所持している．こうした背景もまた体感によって成り立っているのである．身体は，自分自身がそのうちに存在すると感じているその世界を打ち立てるものなのであり，その限りでは，経験された世界のなかで知覚を媒介するものでもなければ，世界のなかの知覚の対象でもない．身体は，その両者が前提としている経験の次元を形づくるものなのである」[30]．身体感覚の変調は，私たちが帰属している世界の雰囲気や実在感をも変容させてしまうのである．

　身体を病み，手術を控えて固有の不安を抱えた患者は，体感の変調を感じやすい．手術それ自身が，身体感覚の変化を生み，不安をもたらす要因になることも多いと考えられる．そうした場合，患者は，体感の変調とともに，自分自身が帰属する世界それ自身の変容をも感じないわけにはいかなくなる．このことを裏返して言えば，不安は世界のうちに存在する仕方や様相の体感として感じられ，生理的な現象となって現れるという一面をもつことを意味する．この事実は，患者の示す生理的な現象の特徴を見極めることが，不安に対する適切なケアの手がかりを見出すことにつながることを示唆するとともに，表出された身体の変化がどのような世界の感じ方と連動しているのかをていねいに考えめぐらせる必要のあることをも告げ知らせている．

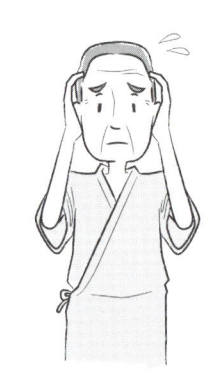

2）不安は自己の形成と維持を可能にするその裏面で，自己を解体させる危険をはらむ

　　不安は，頽落から自己を目覚ませ，新たな生の次元へとひとを解き放つ積極的な契機となりうる．しかし不安には度合いがある．不安に襲われ，そこから逃げるための庇護する場所を持たないとき，不安は人間から何を奪いとることになるのだろうか．この点について独自の考察を加えたのは，アメリカの精神分析家サリヴァンである．彼は，フロイトが語った対象喪失不安，去勢不安，超自我不安よりも深刻な不安として，解体不安というものがあることに目を向ける．自分が信じていた世界が不意に崩壊したように感じられ，不安をやりすごすための一時しのぎもできない．サリヴァンは，こうした恐るべきパニックへの防衛として，統合失調症という病が発症すると言う．統合失調症を逃れ場所とせざるを得ないような不安とは，およそ世界への定位を不可能にし，自己の解体をもたらすものに他ならない．

　　ただしサリヴァンは，極度の不安がパーソナリティの解体をもたらすと語る一方で，不安は自己を形成する重要な契機であるとも述べている．サリヴァンによれば，重要な他者との対人関係のうちで自己態勢が形成されるとき，不安が利用されるのである．

> 　　小児が言語を学ぶとともに，いままで享受してきた自由に対して多くの制約が課せられる．個人生活の習慣の中には，文化がその成員すべてに遵守するよう命じるものが存在する．その一部を小児に教え込むためにいろいろな制約が使用される．これらの制約によって，〈自己組織 self system〉——人格の非常に重要な一部分なのであるが——の進化が起る．すなわち〈自己組織〉にまったく新しい新式の道具が装備される．……実は，それは不安のことである[31]．

　　サリヴァンは，内からつき上げてくる不安の源を去勢不安や出産外傷に求めたフロイトに反対し，不安は母親などの人生初期に出会う重要他者による拒絶や処罰に由来するものだと考えた．重要人物による承認と不承認が，自己の中にとり入れてよいものとそうでないものとの区別をもたらすのであるが，その識別の道具として不安は重大な意義をもつというのである．サリヴァンは次のように述べる．

> 　　重要人物からの承認は非常に価値の高いものであり，逆に，不承認は満足を奪い不安を誘発する．〈自己〉がきわめて重要となってくるのはここである．子供の〈自己〉は，承認不承認の原因となる言動に対して非常に鋭く焦点を絞る．……〈自己〉にとって好ましくない重大事件，〈自己態勢〉に泥まない重大事件が起こると，不安が出現する．〈自己〉は，人格の内部におけるみずからの独立性を維持するための手段として不安を利用しているのではないか，とさえ思えてくる．……〈自己〉が，意識の枠内への表出を認可するものは，両親その他の重要人物による承認不承認を受けたことのある人格部分だけである．〈自己〉は，これ以外の人格部分は一切，その表現のために意識を使用することを，いわば拒絶する[32]．

　　サリヴァンによれば，自己とは評価の反映によってつくられているものである．自己の意識に入る部分の境界線を踏み出すことは不安を伴うため，境界線は時間を経ても維持される傾向にある．不安が起きれば，その不安は不安を誘発した場を閉め出そうとする傾向を生む．それゆえ，「〈自己〉の中に取り込まれた体験が，ほとんどすべて憎しみをはらみ，おとしめの意味合いを含んだものである場合，解離されている部分の方に暖かい触れ合いや友情の体験が集まっていることは

想像に難くないだろう」[33]．このように解離される部分が大きいということは，不安の働きによって，不安を生じさせる体験から自己が保護されるということを意味するが，その代償として，環境への適応を促進する能力が損なわれる結果となる．「この解離の程度が激しく（不安の程度が激烈であり），解離された体験が自分でないものとして組織化された場合に，それは後の精神分裂病の発症に大きく関わってくるとサリヴァンは考えていた」[34]のである．

　不安は，人間の浮動性を開示しながら自由の可能性を告げ知らせる気分であるとともに，不安をもたらす危機的な状況を排除するように仕向けることによって自己態勢の維持を可能にする信号でもある．しかし不安は，その度合いが強まると，世界への定位を困難にし，自己の解体をもたらすものともなりうるのである．

　手術患者は，健康であれば感じないで済むさまざまな不安を感じざるをえない．サリヴァンの考えをここに適用するなら，その不安は重要他者の意向によって多様な様相を呈するのであり，患者はそうした不安を感じることによって自己の境界線を維持しようと身構え，不安をもたらすさまざまな要因を自己の外へと排除しようと誘惑されていることになる．それは多くの場合，手術を受けねばならないという状況への対処を困難にさせることを意味する．しかし反対に患者が不安に対処することができるなら，それは患者自身の自己態勢を拡大することにも繋がる．そのため，医師や看護師には，極度の不安から患者を守り，その不安を対処可能なものへと組み替える努力が求められるであろう．こうした場合，医療従事者が考慮しなければならないのは，手術患者がどうすれば安全保障感を取り戻すことができるのか，不安を和らげるとともに不安に立ち向う力を手に入れるにはどうすればよいか，という課題である．

4. 不安を抱いた手術患者に対するケアはいかにして可能か

　不安は世界を世界として主題化可能にする自由をもたらすとハイデガーは語った．また自己態勢を形成する際に不安が利用されるとサリヴァンは述べた．これらの発言は，不安が自己の形成や自由の可能性の条件となることを示している．しかし不安の開示機能に身を委ねることができるためには，不安のうちに立ち続けることができるだけの生への信頼がなければならない．病気や怪我によって身体に失調を来たし，さまざまな不安を抱える手術患者が，自らの不安に向き合い，健康回復のために前向きの一歩を踏み出すことはどのようにして可能になるのだろうか．望ましいケア的支援のあり方について論じてみたい．

1）適切なケアのためには，生物医学的身体モデルでは不十分であり，身体知への配慮が求められる

　身体には，見たり触れたりできる対象としての一面がある．そうした面があるからこそ，身体は診断や治療の対象ともなりうる．病変や怪我が症状として現れ，機能の異常が検査を通して数値で表現されうるのも，身体が対象として取り扱いうることを物語っている．しかしその一方で，身体は，先に見たように，体感として感じとられ，自分が世界にいかなる仕方で帰属しているかを，身をもって伝えてくれるという独自の知的機能をもつ．身体には，身体と世界との関係を自らのうちで組織化する身体知の機能（embodiment）が備わっているのである．

　グレン・マジは，「健康を回復するには身体知の変容を感情に基づいて幅広く理解し再び関係

を取り結ぶ力を手に入れることが必要である．その限りにおいて，生物医学的な身体モデルでは，十分な治癒をもたらすことができない」[35]と述べている．なぜだろうか．マジによれば，身体の生物医学的モデルには次のような4つの前提があるという（**表4**）．1) 患者の身体の生化学的・生理学的機能に関する修復だけが医師の仕事である．2) 患者は感情的葛藤という主観的状態のなかに一人閉じこもっている．3) 人工器官は有機的組織に付け加えられた機械的部品である．4) 患者の自由は意志や心という抽象的なもののうちにある．しかしマジによれば，これらの前提はすべて大きな問題をはらんでいる．

病気や怪我を看るだけではなく，病気を患い怪我に苦しんでいる患者とその生活を看ることが大切だとは，よく耳にすることである．しかし私たちは，その意味を十分に把握しているだろうか．1) 患者が自らの身体知を通して自身の身体とその病いや怪我のことをどのように感じているか，また術後の身体とその身体を介して開かれた世界にどのように対処しているかを知ることは，ケアに欠くことのできない重要事項である．そのため，医師や看護師には対象として現れる身体だけでなく，患者の感情にも細心の注意を向けなければならない十分な理由があると言えよう．その際，2) 患者の感情とは，自身の内面についての情動というより，患者が世界に帰属するその仕方についての身体知を意味する．感情の葛藤や身体知の歪みは，患者の内面の出来事というより，患者とその世界との不調和を意味している．その不安定さが少しでも和らぐように配慮することはケアの大切な仕事である．また，3) 手術そのものは成功したとしても，プロテーゼが患者によって生きられている身体のうちに適切に統合されなければ，患者はその身体知を通して違和と苦痛を感じ，不調を訴えることといったことも当然起こりうる．身体知における統合の可能性にまで配慮の目を行き届かせることが望ましいケアの姿である．さらに，4) 患者の自由は自明の前提ではなく，その可能性を状況のなかから新たに見つけ出さねばならない．患者が術後の新たな生活に適応できるようになるためには，患者の自由を共に模索する支援者の存在が不可欠なのである．

表4 生物医学的身体モデルと身体知モデル（マジ）

	生物医学的身体モデル	身体知モデル
医師の職務	対象としての身体の機能修復	患者の身体知を介した，身体と世界との調律
患者の感情	個人の内面の主観的状態	世界そのものの様相
手術の目的	身体部位の切除，縫合，身体への人工物の取り付け	患者の身体知に照らした，身体の再編成
患者の自由	心のなかの思い	具体的状況のなかで身体が新たに見出すもの

こうした患者のニーズは，適切なケアのためのヒントとして特別な関心をもって探し求められねばならないはずなのに，身体を対象的に捉える生物医学的モデルを絶対視する限り，見逃されてしまいがちである．そのため，術後の患者が自らの身体に痛みや違和を覚え，それを訴えても，その声を尊重することができなくなるといった過ちがおうおうにして生じる．

「で，サックス，足の具合はどうかね」彼は言った．
「具合はいいようです．外科的に言えば」私は答えた．
「外科的に言えば？ どういうことかね」彼は言った．
「ええと，その」私は婦長を見たが，彼女は石のように無表情だった．「痛みはあまりありません．ええと，腫れもありません」

「それはいい」彼はあきらかに安心したように言った．「では，なにも問題ないということだね」

「ええ．でも一つだけ問題があるんです」スワン医師は厳しい表情になった．私はことばにつまりながらこう切り出した．「あのう，大腿四頭筋を収縮させることができないようなのです．ええと，筋肉に緊張がみられないようで，それに，その，左足がどこにあるのかわからないんです」

スワン医師は一瞬おびえたような表情をみせた．しかし一瞬のことで，はっきりとはわからなかった．

「ナンセンスだよ，サックス」彼はぴしゃりと言った．「なにも問題はない．心配することはない．まったく問題なしだ」[36]

オリバー・サックスが活写しているように，手術は成功したのだから何の問題もないはずだ，不快や違和を感じるのは何かの間違いだ，と医師が怒りだす場合さえないとは言えない．しかし患者の身体は，対象的に把握可能な生理学的機能としての側面だけではなく，患者が置かれた状況に馴染むための手がかりそのものという意味をも有している．世界への手がかりとしての身体の変調は，多かれ少なかれ世界そのものの様相の変化として受けとめられるため，身体が自分にどのように感じられるかということは，患者にとって不安のなかで待ち受けねばならない重要な関心事とならざるを得ないのである．医療職者がそのことに少しも関心を向けてくれないと感じた場合，患者は不安と孤独の念を一層強めることになるだろう．

2）患者が身体知を再獲得できるようにサポートすることが重要である

カイ・トゥームズが言うように，「病いとは，調和，安定性，能力，および安楽を失った状態であり，『慣れ親しんだ世界を失う』ことと関係する」[37]．そのため，病いや怪我を患った患者は，単に病状についての診断や身体への治療的介入を求めるだけではなく，どうすれば身体の変調とともによそよそしくなってしまった世界との間に，再び自らの身体によって調和を築くことができるのかという実践的な問いに答えてくれるような身体知を必要としている．「患者が求めることは，身体症状についての科学的説明だけではなく，生(なま)の身体の混乱がどの程度個人の生活へ影響を及ぼすかを理解することでもある」[38]．医療の最終目的は，生物医学的モデルに基づく身体の診断と治療にあるというよりも，むしろ患者の不安に満ちた状態を和らげ，身体の統合性を含む，人間としての統合性を取り戻すことにあると言うべきではなかろうか．

マジによれば，混乱した体感のうちで不安になり世界に住まうことが困難になった患者に，世界に定位する力を取り戻させることを可能にするのはやはり，感情を伴う身体知それ自身なのである．

世界の感情的意味は，傷つきやすく，移ろいやすく，変動のうちにある．そこには患者を脅かす側面と患者を励ます側面とが含まれていて，それらは病いと不安を被っている人の経験にとって重要な意味をもつ．身体における安全性の喪失が突如感じられてくるという脅かす側面，つまり深刻な病による頼りなさ，恐れ，痛み，不安感，孤独，そして悲しみは，ひとの生活や能力が脅かされ永久に傷つけられている場合には，明白であり避けがたい．他方，病いや怪我を患うすべての人にとって生気を取り戻させるものもまた，感情の力動的で傷つ

きやすい次元なのである．しかしヘルスケアの文脈において感情がもつ癒しのポテンシャルが発揮されるためには，注意してそれぞれの患者がそれを発見できるように促さねばならない．患者の生活世界に対し，変容した身体知を通して，感情的に意味のある新たな関係を作り上げるようにすることこそ，健康の実現に他ならない．このように医療的な実践には，感情的側面における身体知の再獲得を促進することが必要なのである[39]．

医療職者は，患者にとって不必要な不安を引き起こさないようにこころがけながら，患者の抱えている不安に気づき，その不安を緩和するとともに，不安に対処しうるだけの力が患者のうちに形成されるように，世界への望ましい着地の仕方を手探りで求めようとしている身体知の新たな形成に注意を払うべきである．オリバー・サックスが示唆するように，「自然で意味のある行為をみつけること，それをすることが楽しく感じられる行為」[40]を促すことが重要な意味をもつこともあるだろう．そうした促しが聞き受けられるためにも，患者と信頼関係を育み，患者が世界のうちで支えを手に入れることができるように心を配ることが大切である．

カイ・トゥームズは，多発性硬化症を抱えながら生活するなかで，医療職者のまなざしの質がどれほど重要であるかを印象深く語っている．

> 最も怖いのは死ではない．私のことを気遣ってはくれないよそ者の支えにすべて依存しなければならないことが恐ろしいのである．癒しの最も力強い働きは，病の進行にもかかわらず患者はケアされるに値するということを患者に確信させることである．このような確信が得られれば，自己に対する身体的脅威も和らぐ[41]．

おわりに

本章では，不安に襲われた人間が生きる世界とはどのようなものであるかを現象学的に見て取り，不安がいかなる人間論的意味を持つものであるかを考察した．手術患者はその不安ゆえに人間の生の条件を全身で感じ取り，それに対処しようとしている存在である．そして対処には，さまざまな仕方で他者による支援が不可欠である．支援が適切であるためには，患者が抱く不安の内容と程度をていねいに理解することが求められよう．もちろん患者の不安を十全に理解することは，決して容易いことではない．しかし，手術患者へのケアにおいて，その不安のありように周到な注意を払い，適切なサポートを講じることは，手術の成功と患者の健康回復，また術後の生活の質の改善のために必要不可欠なことである．医療職者には，自らが不安の原因にならないように配慮しながら，生きることを困難にさせる不安を緩和し，患者自らが不安に対処できるように，不安の内容と程度を読み取り，不安の表出を受け止めつつ，患者における新たな身体知の形成を待ち望み，世界が居場所と感じられるようにサポートすることが求められるのである．不安とは人間の生の条件そのものを開示する一つの危機だからである．

文献
1) Oliver Sacks：A Leg to Stand On, New York／オリバー・サックス：左足をとりもどすまで，金沢泰子訳，p.49，晶文社，1994．
2) 河野友信：手術患者と不安．p.38，新興交易医書出版部，2000．
3) Martin Heidegger：Sein und Zeit, 17. Aufl., Tübingen, 1927／熊野純彦訳：存在と時間（二），pp.161-162，岩波書店，2013．

4) 同上，p.160.
5) 柏原啓一：「不安」，廣松渉・他編『岩波哲学・思想事典』所収，p.1352, 岩波書店，1998.
6) Martin Heidegger：Sein und Zeit, 17. Aufl., Tübingen, 1927／熊野純彦訳：存在と時間（二），p.178, 岩波書店，2013.
7) 同上，p.179.
8) 同上，pp.361-362.
9) 同上，p.377.
10) 同上，p.363.
11) 同上，p.365.
12) 同上，p.368.
13) 同上，p.370.
14) Viktor von Weizsäcker, Pathosophie, Gesammelte Schriften Bd.10, Frankfurt, 2005／ヴィクトーア・フォン・ヴァイツゼカー：パトゾフィー，木村　敏訳，p.121, みすず書房，2010.
15) 同上，pp.116-117.
16) George Canguilhem, Le normal et phathologique, Paris, 1943／ジョルジュ・カンギレム，滝沢武久訳，p.164, 法政大学出版局，1987.
17) 大森荘蔵：流れとよどみ─哲学断章．pp.11-15, 産業図書，1981.
18) 小林俊三：「不安［精神分析］」，加藤　敏・他編『現代精神医学事典』，p.901, 弘文堂，2011.
19) 笠原　嘉：「不安・ゆううつ・無気力─正常と異常の境目」，飯田　真・他編『岩波講座 精神の科学3』，p.214, 岩波書店，1983.
20) 河野友信：手術患者と不安，p.37, 新興交易医書出版部，2000.
21) 同上，p.48.
22) 霜山徳爾：仮象の世界．p.117, 思索社，1975.
23) 同上，p.119.
24) 同上，p.125.
25) 同上，p.130.
26) 同上，p.135.
27) 同上，p.136.
28) J. H. van den Berg：Psychologie van Het Ziekbed, Nijkerk, 1952／ヴァン・デン・ベルク：病床の心理学，p.10, 現代社，1975.
29) 同上，p.41.
30) Matthew Ratcliffe：Feelings of being, Phenomenology, psychiatry and the sense of reality, , p.107, Oxford, 2008.
31) Harry Stack Sullivan：Conceptions of Modern Psychiatry, New York, 1953／サリヴァン：現代精神医学の概念，中井久夫・山口隆訳，p.29, みすず書房，1976.
32) 同上，pp.30-31.
33) 同上，p.39.
34) 横井公一：「ハリー・S・サリヴァン『現代精神医学の概念』」，福本修・斎藤環編『精神医学の名著50』，p.64, 平凡社，2003.
35) Glen A. Mazis：Emotion and Embodiment within the Medical World, in：S. Kay Toombs (ed.)：Handbuch of Phenomenology and Medicine, p.197, Dordrecht, 2001.
36) Oliver Sacks：A Leg to Stand On, New York／オリバー・サックス：左足をとりもどすまで，金沢泰子訳，pp.119-120, 晶文社，1994．
37) S. Kay Toombs：The Meaning of Illness ─ A Phenomenological Account of the Different Perspechtives of Physician and Patient, Boston, 1993／カイ・トゥームズ：病いの意味─看護と患者理解のための現象学，永見　勇訳，p.188, 日本看護協会出版会，2001．
38) 同上，p.211.
39) Glen A. Mazis：Emotion and Embodiment within the Medical World, in：S. Kay Toombs (ed.)：Handbuch of Phenomenology and Medicine, p.197, Dordrecht, 2001.
40) Oliver Sacks：A Leg to Stand On, New York／オリバー・サックス：左足をとりもどすまで，金沢泰子訳，p.238, 晶文社，1994.
41) S. Kay Toombs：Healing and Incurable Illness. Human Medicine, 11（3）：98-103, 1995.

第3章

手術を受ける患者の不安への援助の基本

1. 手術を受ける患者とのコミュニケーション

　看護師の重要な技術の一つに，コミュニケーション技術がある．ある場面における一つの技術というより，いかなる看護実践をする場合にも必要な技術といったほうが適切である．コミュニケーションは他者との関係づくりの道具であり，看護ケアそのものにもなるため，看護師にはコミュニケーション能力が当然必要とされる．この章では，周術期における看護実践のためのコミュニケーション技術について述べたい．

2. コミュニケーションと援助的人間関係

1) コミュニケーションとは

　コミュニケーションの定義ははっきりとは決まっていない．広辞苑には，「社会生活を営む人間の間に行われる知覚・感情・思考の伝達．言語・文字その他視覚・聴覚に訴える各種のものを媒介とする」[1]とあるが，同時に，動物間での情報伝達，細胞間での物質の伝達や移動もコミュニケーションとしている．いずれにしても，この世の中に存在する二つ以上の何かが相互に作用し，伝達，連絡が行われている状態を指している．この世界に存在するあらゆるものが相互に作用し合っているとすれば，そこには何かしらコミュニケーションが生まれていることになる．

　コミュニケーション能力とは，場面に適切な言語を判断し使用できる能力である[2]．しかし，コミュニケーション能力は誰でも自然と身につけているものでも生まれつきの性格や能力でもなく，コミュニケーション技術を学んだか学んでいないかが問題であるといわれる．

2) 対人コミュニケーションと医療の場

　ヒトのコミュニケーションにおける情報は，'情報処理'の主体であるヒトにとって何らかの意味を帯びた"表象"である[3]．その表象である音声，身体，事物などを用いて心理的に意味のあるメッセージを伝え合うことを対人コミュニケーションという[2]．対人コミュニケーションにおいても，コミュニケーションの伝達手段は時代とともに変化している．特に，IT（Information Technology）が発達した現代の高度情報社会では，伝達手段は多様化し複雑化している．一方で，その伝達の方向性も多様であり，瞬時にして同時に拡散される．以前は一方的な伝達しかできなかった情報も，誰もが情報発信者あるいは受信者となり得る世界にいる．面と向かって話さなくとも，インターネット上で何かしらの情報が発信できれば，世界中のだれかとつながりコミュニケーションがとれる時代になった．

　しかし，医療の場，特に医療者と患者とのコミュニケーションは，直接的なコミュニケーションが中心となる．医療は，病院の職員が患者に直接関与するレベルが高く，サービス業としてみ

ても，設備や施設よりも職員との接触（ハイ・コンタクト）が重要視される．picker調査[注1)]に基づいた「医療の質改善における患者経験調査―有用性の実証研究の報告」[4)]においても，患者満足にとって重要な要素に心情面のケアが必ず含まれている．患者が医療の場で求めているのは，自分を気遣い，ケアをしてくれる人であり，その中心的役割を担っているのは24時間患者の傍にいる看護師である．看護活動は，人間そのものへの援助活動であり，看護をする者とそれを受ける者との心の交流，信頼関係が大切である[5)]．この援助的人間関係の質が，患者の安全を守り，安心を送り続け，患者の代弁者となりうる看護実践にかかわっている．

3）手術を受ける患者とのコミュニケーションの重要性

周術期における看護師のコミュニケーションについても，急激な患者の身体的・精神的変化に沿った対応が必要となるために高度な"技術"を要する．第1章で述べたように，患者は手術という極限のストレス状況に一定期間晒される．同じ手術を受ける患者でも，患者個人によって一人ひとり不安の大きさは違っている．手術は，治療とはいえ自分の意思で動いたり喋ったりすることを制限される特殊な環境である．患者は治療に期待する反面，家族など大事な人たちと離れ，不安と恐怖，そして孤独に耐えながら手術に臨み，家族は大事な人の命を全面的に医療者に預け，何一つ状況がみえない場所で待ち続けなければならない．

看護師は，患者・家族個々の心理をとらえ，少しでも安心して手術に臨んでもらうようにサポートする必要がある．そのためには，患者を全人的にとらえアセスメントし，患者にあった看護を実施し，そのいずれの場面でもコミュニケーション技術を駆使することが必要である．

看護師の中には，麻酔下で意識のない患者との短いかかわりであることだけに注目し，コミュニケーション能力が重要でないと思い，「コミュニケーションが苦手だから」という理由で手術室勤務を希望したり配属される者がいると聞く．しかし，それは大きな誤解である．人生における大きな危機に直面している患者とその家族に寄り添える力は重要な看護実践力であり，それにはコミュニケーション能力が必要不可欠なのである．また，患者の安全を守るためにもコミュニケーション能力は重視される．

3. コミュニケーションの基礎知識

1）コミュニケーションの構成要素

コミュニケーションは5つの構成要素から成り立つ．その要素は，①送り手，②受け手，③メッセージ，④フィードバック，⑤コミュニケーションの状況であり，コミュニケーションがうまくいくかどうかを左右する（図1）．

[注1)] 米国のPicker研究所が開発した患者経験調査プログラム．患者満足度をより客観的に評価できるプログラムで医療機関や医療プランに活用されている．この調査では医療サービスの体験を8つの側面からみている（アクセス，ケアの連携と統合性，心情面へのケア，家族・友人への関与，情報提供と患者啓発，身体的苦痛の軽減，患者の意向と尊厳の尊重，転退院とケアの継続性）．

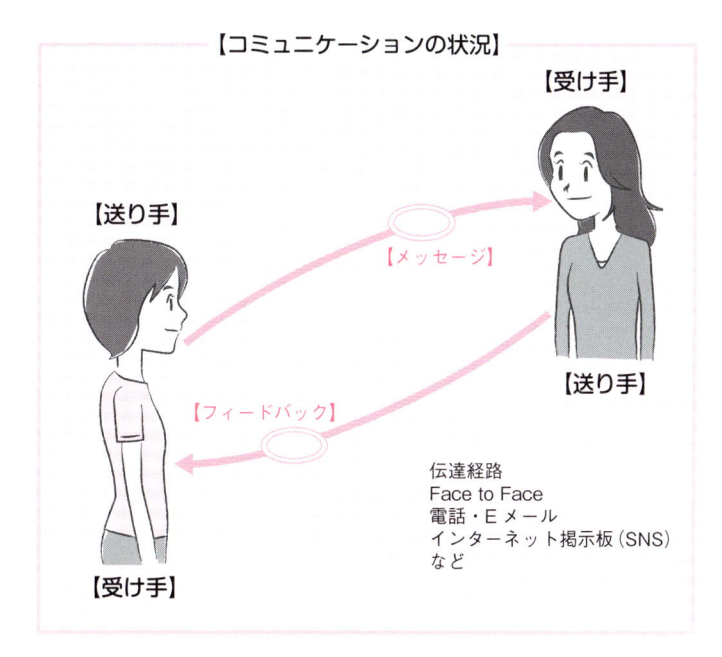

図1 コミュニケーションの構成要素

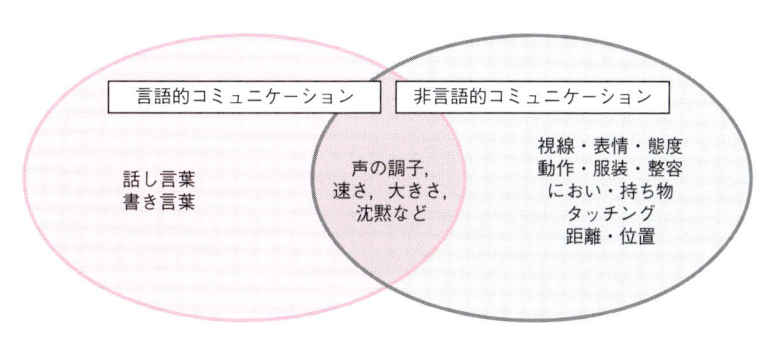

図2 コミュニケーションの伝達手段

2) コミュニケーションの伝達手段

　コミュニケーションの伝達手段には，言葉によるコミュニケーション（言語的コミュニケーション）と，表情や態度，身なりなど言葉以外のコミュニケーション（非言語的コミュニケーション）がある（図2）．

　人が伝えたいことには，「内容」と「感情・気持ち」の2種類があると考えられており，特に「感情・気持ち」は非言語的コミュニケーション手段を通して伝達されることが多い．

(1) 言語的コミュニケーション

　人間の最大の特徴は，言葉を使ってコミュニケーションをとることである．言葉は，相手に自分の意思を伝えたり，記憶や思考をもとに自己とのコミュニケーションをとることもできる．また，直接接することができない場面でも，道具（手紙，電話，Eメールなど）を使うことによっ

43

て自分の意思や情報伝達が可能になる．言語を使って会話をする時には，言語伝達を明確にするためや，内容を簡潔に明瞭に伝えるために話し手と聞き手が協力する場合（＝協調の原理）と，はっきりさせてしまうと相手を傷つけたり，脅威にさらす恐れがあるときに，わざと言葉を濁したり，間接的な言い回しをしたりする場合（＝ていねいさの原理）がある．この2つの原理は補完的な関係にあると考えられる[2]．

手術を受ける患者との場面でこの2つの原則を考えてみよう．医療者は，患者・家族とのあらゆる約束や確認のために，話し言葉および書き言葉（文字を使っての記録）を使って意思の伝達や情報共有を行おうとする．最近は，医療事故や訴訟などの問題への対策も含めて，クリニカルパスを使った手術前後の説明，入院承諾書・手術承諾書などを使って簡潔に確実に情報共有する場面が増えた．一方で，患者・家族にバッドニュースを伝える場合などは，明確に簡潔に真実を告げることはない．2つの原理を意識して使うことは，信頼関係構築に重要な技術となる．

(2) 非言語的コミュニケーション

言葉によるコミュニケーションが人間の特徴であるとはいえ，人が発するメッセージの大半は非言語的コミュニケーションであり，対人関係において非言語的コミュニケーションは非常に重要な働きをする．

非言語的コミュニケーションは，視線，表情，動作，態度，姿勢，服装・整容，持ち物など，その人が言葉として発するもの以外のコミュニケーションの伝達手段である．非言語的コミュニケーションには，声のトーン，ピッチ，音質，大きさ，リズム，沈黙なども含まれるが，言語と関連しているために超言語レベル（パラ言語）として分類することもある．非言語的メッセージによって，言語的メッセージと全く逆の意味を相手に伝えることがある．例えば，「手術なんて平気ですよ．何も心配はありません」と言う患者の顔が緊張で強張っていれば平気ではないことがわかる．「ありがとう」という感謝の言葉なのに声のトーンが低く眉間にしわが寄っていたら感謝されていないと感じる．このような二重拘束的なコミュニケーション[注2]は，伝達内容に矛盾を生じさせる．

看護師は，患者が本当に伝えたいメッセージを察知し，かかわっていくことが求められる．逆に，患者は医療者の一挙手一投足を敏感に感じ取っている．看護師の不適切な言葉はいうまでもないが，丁寧な言葉を使っても，その態度や表情でこちらの本心が伝わっているといってよい．また，不用意な表情や行動が思ってもみない反応としてフィードバックされることがある．看護師は，自分の言語的・非言語的コミュニケーションを自覚し，患者にどのように伝わっているのかを時には冷静に客観的に振り返ってみることが大切である．

(3) コミュニケーションを妨げるもの

コミュニケーションは，援助的人間関係を構築するためには欠かすことができないものである．効果的なコミュニケーションとは，話し手の発信するメッセージが受け手に正確に伝わり，理解され，フィードバックされながら継続していくことだ．しかし，コミュニケーションを円滑にす

[注2] グレゴリー・ベイトソンが提唱した精神医学分野の概念．言語的メッセージと非言語的メッセージが矛盾して一致していないことを二重拘束（ダブル・バインド double bind）といい，このメッセージが送られると，受け手はどう応答してよいのかわからなくなり混乱してしまう．

すめることは存外難しい．それは，コミュニケーションを妨げる要因が必ず存在するからである．看護師は，その要因を理解し，自分のコミュニケーションの傾向に気づくことで，効果的なコミュニケーションになるよう努力する必要がある．

＜コミュニケーションを妨げるもの＞

① 知覚・認識

　人間の知覚は選択的であるといわれる．自分の見たいものだけをみて，聴きたいことだけを聴く（選択的不注意）のである（図3）．人間はそれぞれの感じ方や見方が違うので，同じ場所に同じ時間だけ滞在したとしても全く同じことを記憶することはない．一人が発信したメッセージでも，先入観や偏見があると歪められてしまう．また，人間は経験がないことを認識することはできない．手術という未知の体験をする患者と，手術が日常となっている看護師との認識のずれを念頭に置いてかかわることが重要である．

② 価値観

　人間の思考や行動は，その人の信念や価値観と深い関係がある．看護師の価値基準や思惑だけで患者にかかわっていると，知らないうちにメッセージを歪曲して理解したり，自分の価値観を押しつけたり，相手の価値観を批判したりする可能性がある．患者のメッセージをありのままに受けとめることは難しいが，自分の感情や感覚を意識し，歪みやずれをみとめつつ患者とコミュニケーションをとることが大切である．

③ 情動

　情動とは，ある状況の中で一時的に起こる感情の一部であり，身体的な変化（ドキドキする，冷汗がでる，涙が出るなど）を伴うものである．このような状態では，正確にメッセージを発信したり受信したりすることができない．手術を受ける患者や家族は，不安，悩み，心配，身体的苦痛などを抱えていることで，コミュニケーションが円滑に行われていない可能性がある．看護師は患者が発するメッセージをさまざまな角度から受けとめつつ，かかわり方を検討する必要がある．

④ 社会的背景

　個人が生きてきた地域，文化，生活習慣，経済レベル，教育など社会的背景の違いはコミュニ

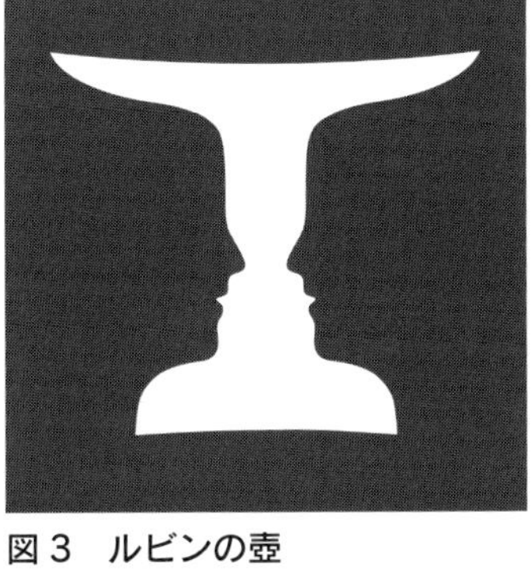

図3　ルビンの壺
あなたは人の横顔と盃のどちらが見えるでしょうか．顔が見えているときは盃は見えず，盃が見えるときは顔は認識されない．

表1　患者とのコミュニケーションをはかる上で気をつけること

① 話ができる環境を整えましょう．倫理的な配慮をしましょう．
② 自己紹介や挨拶をしましょう．
③ 親しくなっても名前で呼びましょう．
　　×「おじいちゃん」「おばあちゃん」　○「……さん」
④ 敬語を使い，丁寧な日本語で話しましょう．
　　×「痛くない？」　○「痛くありませんか？」
⑤ やさしい口調ではっきりと話しましょう．早口に注意しましょう．
⑥ 相手にわかる言葉を用いて具体的に説明しましょう．
⑦ 患者の言葉に耳を傾けましょう．
⑧ 自分が伝えるばかりにならないようにしましょう．
⑨ 話す内容や相手との関係を考えて距離や立つ位置（パーソナルスペース）を考慮しましょう．
⑩ 相手の体の動きや姿勢，表情，視線を観察しながら話しましょう．
⑪ タッチング（接触）を効果的に活用しましょう．
⑫ ニンニク・香水・化粧品などきつい臭いは避けましょう．

ケーションの妨げになる．相手の背景や知識への配慮をし，伝える内容や伝え方を工夫しなければ，説明不足や情報過多，難解または的外れなメッセージだと受け取られる．例えば，外国語や方言の違いによる誤解，医学用語などの専門用語を使用しての説明はなるべく避け，わかりやすいメッセージのやり取りが必要である．

⑥ 人間関係

　効果的なコミュニケーションにはお互いの人間関係が大きく関係する．信頼関係がないところでは，思考や感情を自由に表すことはできない．相手を尊重し，聴く姿勢を持つことが信頼関係構築の第一歩である．手術室看護師の場合，患者と接する機会が限られている．信頼関係を構築するためのかかわり方にはその場に応じた工夫が必要になる．

⑦ 場の状況（環境）

　コミュニケーションの場の設定は，効果的なコミュニケーションを成立させるために非常に重要な要因となる．落ち着いた雰囲気をつくり，人混み・騒音・不快な室温などを避けることで，なるべく環境を整えることが必要である．また，コミュニケーションがとれる体調かどうかを観察することも患者とのコミュニケーションをとる場合は特に重要になる．疲労，空腹，痛みなど

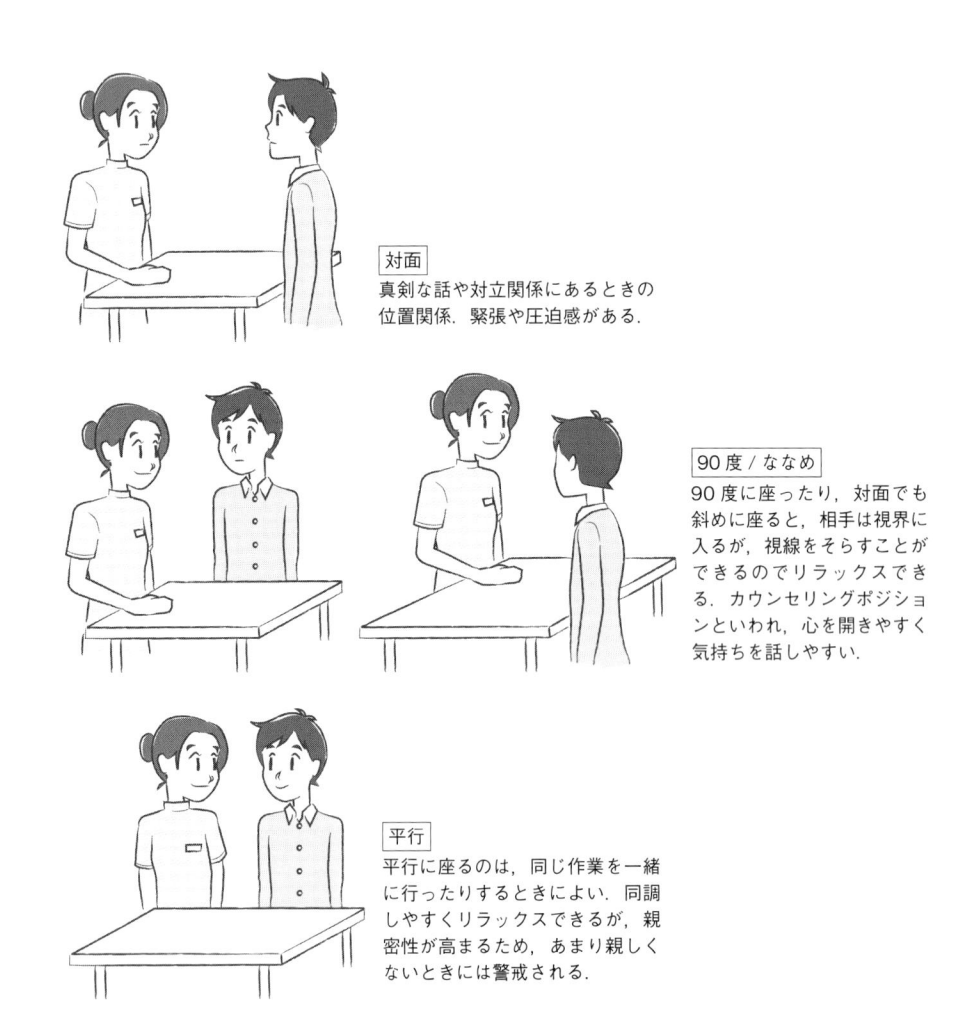

対面
真剣な話や対立関係にあるときの位置関係．緊張や圧迫感がある．

90度／ななめ
90度に座ったり，対面でも斜めに座ると，相手は視界に入るが，視線をそらすことができるのでリラックスできる．カウンセリングポジションといわれ，心を開きやすく気持ちを話しやすい．

平行
平行に座るのは，同じ作業を一緒に行ったりするときによい．同調しやすくリラックスできるが，親密性が高まるため，あまり親しくないときには警戒される．

図4　面談時の位置

身体的な体調が万全でない時，また，心配事やイライラなど精神的な状態もコミュニケーションの妨げになることが多い．

手術前日，当日に入院する患者が主になってきた現在，患者は入院から手術までの時間を慌ただしく過ごすことが多い．慣れない環境でたくさんの医療スタッフに手術に関する事柄について聞いたり話したりしなければならない．面接する場に，家族が同席しているかどうかによってもコミュニケーションの方法を工夫する必要がある．だれがどのような状況でコミュニケーションをとることが効果的なのかを考えていくことも大事な看護になる（**表1**，**図4**）．

4. コミュニケーション技術

1）コミュニケーションにおける基本的姿勢

看護師が援助的人間関係を構築していく際には，カウンセリング的なかかわりが求められる（**表2**）．危機に面している患者の葛藤や悩みに対して，専門的な知識をもとに心理的にかかわることは，身体的ケアとともに重要な看護援助となる．

2）面接技法（コミュニケーション技法）

カウンセリングに必要な面接技法（コミュニケーション技法）をいくつか紹介する（**表3**）．面接技法を理解して活用することは，患者理解や不安の軽減に専門的にかかわる上で効果的である．しかし，面接技法は諸刃の剣のようなもので，技法を使うことを重視してしまうと，本当の意味で患者に関心が向けられず，うわべだけのかかわりになり患者との関係がかえって悪くなることもある．大切なことは，看護師が患者に心から関心をよせ，真摯に向き合うことであり，それを忘れないようにしたいものである．

3）タッチング

患者の身体に触れることは，身体的ケアを行う看護においては日常のことであり，タッチングそのものは「触れるケア」として認識されている．堀内によると，「『触れる』ということは，相手をよく見つめ，知るということ」[7]であり，「触れるケアは，病いの特徴，治療内容，個別の症状を見極め，対象となる人の背景やその日の様子をもとに，看護師が時間や場所，触れる部位や触れている時の姿勢を工夫し，触れる強さや速さを状況に応じて臨機応変に使い分けるものだ」[6]と述べている．タッチングは，患者―看護師関係においては看護技術であり，言葉がなくても

表2　クライエント中心療法

アメリカの心理学者カール・ロジャーズは，それまでの治療者中心の心理療法を批判し，非指示的なカウンセラーの3つの態度（無条件の肯定的関心，共感的理解，真実性）が重要であるとした．

無条件の肯定的関心（受容）：クライエントをありのまま，価値ある一人の人間として尊重し受け止めること
共感的理解：あたかもその人のような感情体験を，感情にまき込まれることなく理解すること
真実性：カウンセラー（援助者）が態度や言葉を一致させること（自己一致）

表3 面接技法（例）

	面接技法（例）
受容	批判，評価，解釈などをしないで，相手を尊重し，価値観を受け入れる姿勢．「そうなの」「うん，うん」など相づちやうなずき，聴いているという姿勢（乗り出して聴くなど）などを示す．
反復・反射	相手の大事な言葉の一部や質問，その時の感情について反射すること．単に言葉を繰り返す「おうむ返し」は，聴いてくれていないと感じることがある．
促し	話を続けやすいように励まし促すこと「それから？」「続けてください」など
支持	「それは大変でしたね」「私もそう考えると思います」など，相手の思いや行動を支持すること
質問	クローズド・クエスチョン（はい，いいえなど一問一答で答えられる閉じた質問）とオープン・クエスチョン（相手が自由に答えられるような開けた質問）がある．どちらがいいということではなく，質問の意図や相手の反応によって使い分けることが大切である．
沈黙	沈黙は気まずいものばかりではない．相手の話を積極的に聴くための沈黙は効果的である．相手が考えている間の沈黙は待つことが大事である．話すことを拒否している沈黙の場合は会話を切り上げたほうがよい．
情報提供	相手が必要とする情報を提供すること．提供する時期や情報が不足・過多にならないように気をつける．
明確化	意味がはっきりわからないことやあいまいなことを聴き手が洞察して明らかにすること
要約化	相手が話した内容を相手の思いから外れないようにまとめること
言語化	はっきりしなかったり，ほのめかしたりしたことを言葉にして返すこと
言い換え	相手の言葉を言い換えて内容や感情を確認する．
リフレーミング	相手の固執した考え方に別の視点からの見方を呈示する． 「私は優柔不断なんです」→「あなたは思慮深い人なんですね」など

信頼関係を構築できる大きなコミュニケーションツールになっている．

　人が人に触れることは，不安や緊張，恐怖が和らぐ効果がある．手術を受ける患者は，手術が決定してから終了するまで，無意識に神経が昂ぶっており，敏感に反応を示すなど緊張状態が続いているといってよい．心の緊張は身体にも影響する．不安や恐怖は患者を孤独に陥らせる．看護師は患者の心身に寄り添いながら，患者と共にこの危機を乗り越えようとし，言葉かけや身体に触れることで安心を送る存在となるのである．しかし，他人に触れるという行為は，もともと密接な距離で親しい間柄でなければ行われない行為である（図5）．そのため使い方を間違えると，逆に緊張が高まり嫌がられることがある．看護師は，日々の実践の中でタッチングを効果的に使えるようにしていく必要がある．

　手術室看護師が日常行っているタッチングにもさまざまな意図がある．**表4**は，土蔵[8]による検査や局所麻酔下で手術を受ける患者にとってのタッチングの意味の分類である．手術室看護師はタッチングを使うときにこれらの意味を考えて使っているわけではない．患者に寄り添おうとして自然と触れていることのほうが多いと考える．しかし時には，自分の行ったタッチングの意味を患者の反応から読みとり，行った看護を振り返ることは大事な評価となり，看護の質を向上していくことになる．

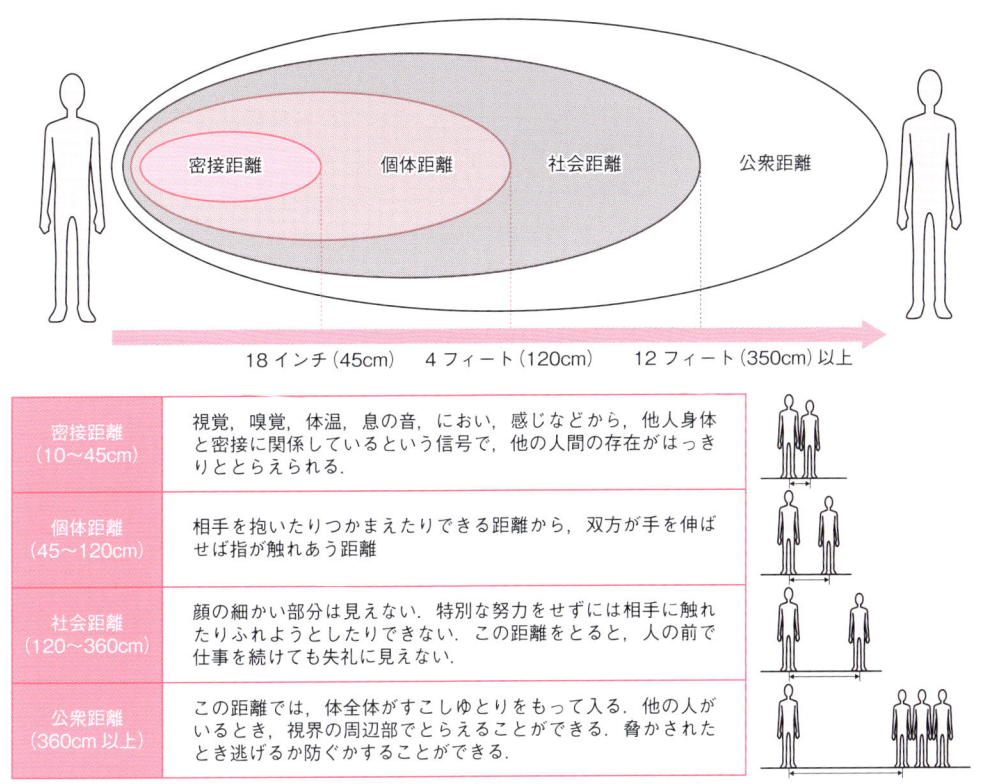

密接距離 (10〜45cm)	視覚，嗅覚，体温，息の音，におい，感じなどから，他人身体と密接に関係しているという信号で，他の人間の存在がはっきりととらえられる．
個体距離 (45〜120cm)	相手を抱いたりつかまえたりできる距離から，双方が手を伸ばせば指が触れあう距離
社会距離 (120〜360cm)	顔の細かい部分は見えない．特別な努力をせずには相手に触れたりふれようとしたりできない．この距離をとると，人の前で仕事を続けても失礼に見えない．
公衆距離 (360cm以上)	この距離では，体全体がすこしゆとりをもって入る．他の人がいるとき，視界の周辺部でとらえることができる．脅かされたとき逃げるか防ぐかすることができる．

18インチ(45cm)　4フィート(120cm)　12フィート(350cm)以上

(Edward.T.Hall著／高　敏隆，佐藤信行訳：かくれた次元，1970．第10章より)

図5　プロクセミックス[注3]の知覚における距離の分類（Hall, 1966）

表4　タッチングの意味

患者にとっての意味	看護師の意図
疲れたときの支え	リラックスへのタッチ
冷えたときの温かさ	支援のタッチ
動きそうなときの抑え	連帯のタッチ
縋りたくなるときの支え	伝達のタッチ
追い詰められたときの頼り	表出へのタッチ
心細いときの頼り	
困っているときの助け	
我慢するときの勇気づけ	
殺伐とした中での人間的なふれあい	

[注3] Hallは，人が他者にメッセージを送るコミュニケーション・チャネルとして，空間は当事者間に，あるいはその外部の観察者に重要な手がかりを与えるとし，空間の重要性を強調した［文献7），p.763］．

4）患者理解と患者の安全を守るためのコミュニケーション技術[9]

　周術期という急性期における状況においては，患者の不安の軽減だけでなく，安全を守るためのコミュニケーション技術が求められる．

　近年，安全が重視されるさまざまな現場で起こる事故は，ヒューマンエラーが重大な原因になっていることが明らかにされている．医療の現場においても例外ではない．そのため，患者の安全ひいては医療者を守るための教育が進んでいる．2012年版WHO患者安全カリキュラムガイドでは，患者の安全を守るためには「コミュニケーション・スキル」が重要であることが謳われている．専門的な特定の技術（テクニカル・スキル）に対して，コミュニケーション技能を含むその他の技術をノンテクニカル・スキルと呼ぶ．ノンテクニカル・スキルを身につけることは，ヒューマンエラーを減らし安全を確保する要素である．ノンテクニカル・スキルとは，「テクニカル・スキルを補って完全なものとする認知的，社会的，そして個人的なリソースとしてのスキルであり，安全かつ効率的なタスクの遂行に寄与するもの」[10]と定義される．

　実際，ノンテクニカル・スキルは，医療者と患者・家族間だけでなく，医療者同士のコミュニケーションの時にも重要なスキルであり，医療者同士のコミュニケーションが患者の安全に深く関与していることは言うまでもない．ここでは，患者への対応として，WHO患者安全カリキュラムガイド[11]で紹介されているノンテクニカル・スキルとしてのコミュニケーション技法を紹介する．

(1) SEGUE法

　SEGUE（セグエ）とは，もともと音楽用語で「切れ目なく続けて」演奏することを意味する．イタリア語の音楽用語[12]から名づけられた方法で，患者とのやりとりをうまく進めるためのものであり，①面談の機会を設定（Set），②情報を引き出す（Elicit），③情報提供（Give），④患者の考えを理解する（Understand），⑤終了（End）で構成されるコミュニケーション過程である．

(2) SPIKES

　このコミュニケーションツールは，準備（Setting），認識（Perception），情報（Information），知識（Knowledge），共感（Empathy），戦略と要約（Strategy and Summary）の6段階で構成され，意見が対立したときや文化，宗教などの異なる背景を持つ患者への対応時に使うことができる．

(3) Open Disclosure（オープンディスクロージャー）

　オーストラリアの制度で，重大なインシデントが発生した後，以下の6原則に沿って，患者，家族，関係者に，誠実で一貫したアプローチでコミュニケーションをとるプロセスをいう．

- できるだけ早い適切なタイミングで率直なコミュニケーションを開始する．
- 医療従事者側が不幸なインシデントの発生をはっきりと認める
- 医療従事者側が患者側に遺憾や謝罪の意を表明する
- 患者や家族が抱くであろう期待を妥当な範囲で想定しておく
- インシデントに関与したスタッフを支援する
- このプロセスにおいて守秘義務を守る

なお，いずれのコミュニケーション技法のどの段階でも，この章で述べてきたコミュニケーションをとる際に気をつけなければならない事柄を心にとめておく必要がある．手術に関する説明やインフォームド・コンセントの場面では，医療者に囲まれる患者や家族は，極度の緊張や不安，ショックで，医療者のメッセージが正しく伝わらないことがある．医師の言葉に，一見，理解を示すような行動を示していても，あとで聞くと「頭が真っ白になって何と言われたのか覚えていません」というのはよく聞く言葉である．看護師は，医師と患者のコミュニケーションが双方向に正しくやりとりされているかどうかを注意深くモニタリングしながら，両者が理解しあえるようにサポートすることが重要な役割になる．

5. 手術を受ける患者の不安へのかかわり

手術を受ける患者には，外来看護師，病棟看護師，ICU看護師，手術室看護師など多くの部署の看護師たちが，その時その場所に応じた看護を実践している．一方で，周術期の患者にかかわる時間はだんだん短くなり，一人の看護師がじっくりと患者にかかわることが難しくなっている．手術は高度化しケアの技術も複雑であるが，人間の気持ちや行動が急に変化することはない．患者との信頼関係をつくるために，短い時間の中で患者の不安に寄り添い，ともに手術を乗り越えるための安心を送り続けるにはどうすればいいのだろうか．ここでは，周術期の患者とのコミュニケーションについて，手術室看護師のかかわりを中心に述べていきたい．

1）周術期における患者とのコミュニケーション

（1）術前のかかわり—術前訪問

手術室看護師が実践する術前看護の一つに術前訪問がある．術前訪問に行く看護師は，カルテから得た情報をもとに，手術前日または当日に患者に面会に行くことが多い．術前訪問の目的には，患者との信頼関係の確立，手術オリエンテーション，手術に関する不安の軽減，術中術後の看護計画立案のための情報収集などがある．看護師は，今，何のために，何を観察し，話をしているのかを意識することが大切である．また，言語的・非言語的コミュニケーションを用いて患者との信頼関係を築いていく．経験の浅い，あるいは術前訪問を業務として捉えている看護師は，手術について患者に知ってもらいたいことや手術の際にやってもらいたいことを伝えることに終始する傾向がある．安全に手術を遂行することが大事な目的であるため仕方がない側面もあるが，それだけでは不十分である．共に手術を乗り越える伴走者であることを忘れずに，患者に関心をもって接することが必要になる．

術前訪問は，手術室看護師と患者の初対面の場であるにもかかわらず，患者のプライベートな内容を知ることになる．まずは，患者がリラックスしてしゃべることができる環境を整える．そして，手術室看護師であることを自己紹介し，手術中は患者の擁護者・代弁者であることを伝えることが信頼関係を構築する第一歩になる．看護師は，目の前の患者や家族を一人の人間として認識し，患者とのかかわりの中で患者の個別性を捉え，患者に合った術中術後の看護計画を立案する．また，患者・家族が晒されている危機的状況を敏感に感じとることが大事である．

手術を受ける決心をして入院または来院してきた患者がよく口にする言葉に，「まな板の上の鯉です」「すべてお任せします」など，一見，手術を受けとめた上で気持ちの揺るぎがないような

発言がある．しかし，手術の成功や麻酔への不安，術後の痛みや回復に対する不安など，抱えている不安が大きすぎるために敢えて自分の気持ちを表わさない場合や，不安より期待のほうが大きい場合もある．それは，手術の種類や目的，一人ひとりが持つ背景によって違うのである．看護師には，患者が今置かれている状況を把握したうえで看護実践ができる感性と経験に基づいた臨床判断力も求められている．

　患者が不安を表すときには，その内容と感情をしっかりと読みとることが重要である．情報や知識の不足による不安を訴えているならば，患者の知りたいことを的確に伝える．その際，パンフレットやPCタブレットなど視覚に訴えるツールを使用すると効果的である．手術に対する漠然とした不安やどうしようもない気持ちなどを訴えるときには，リラックスできる環境を作り，ゆっくりとした気持ちで傾聴する．病室ではなく個室を準備したり，ソファなど話しやすい環境をできれば用意する．手術室の看護師はマスクをしていることが多いが必ずマスクをはずし，顔をみせて安心してもらう．忙しいからとおざなりな対応になってしまうと患者はさらに孤独にさいなまれる．また，患者が話したくない気持ちを表わしているとき，不安が怒りやイライラの形で表われているときには，深く詮索せずに患者のありのままを受けとめ，手術中には自分がそばにいることを伝えておく．

　非言語的コミュニケーションを使って安心を伝えることも重要な看護である．例えば，フィジカルアセスメントを実施しながらタッチングをとり入れると，患者は安心を感じることができる．人に触られることを嫌う人もいるため，不用意にタッチングを行うことは勧めないが，フィジカルアセスメントのために患者に触れるのは，より自然に患者との距離（パーソナルスペース）を縮められるツールにもなる．

　術前訪問の最後は，術前訪問の内容を確認し，手術室では傍にいることを再度伝え，患者の身近な存在であることを認識してもらうことが重要である．

●術前訪問時におけるかかわりのポイント
・一緒に手術を乗り越えるための擁護者，代弁者であることを伝える．
・患者を全人的にとらえる．
・リラックスした雰囲気をつくる
・患者の気持ちに近づこうとすること
・今ここで，何のために話しているのかを意識する．

（2）術前のかかわり―術前外来[注4]

　外来患者とのかかわりは，入院患者よりさらに短く，一期一会のかかわりが多い．先行研究[13]によると，外来での術前オリエンテーションは20分程度で，手術に必要な物品の説明や購入場所，手術までのスケジュールの説明で終わっており，自宅での術前訓練の説明などは実施されていな

[注4] 入院期間短縮に伴い，周術期の患者に対して，手術前の全身評価や手術オリエンテーションなどを外来で実施することが増えてきている．術前外来をセンター化し周術期の患者ケアを行っている施設もでてきた．術前外来には，麻酔科医を中心に，看護師，薬剤師，臨床検査技師など多くの職種がかかわっている．看護師も外来看護師だけでなく，手術室看護師やICU看護師など，周術期にかかわる看護師がかかわることが多い．

いことが明らかにされている．看護師は，この短いかかわりの中で，手術に関する多くの事柄を，さまざまなコミュニケーションツールを使用しながら患者・家族にわかりやすく説明し理解してもらわなければならない．そして，その内容を手術まで自宅で実施してもらう必要がある．術前外来での説明に際しては，患者が気兼ねなく何でも訊くことができる環境を整えることが必要である．リラックスできる環境は，緊張している患者にとって，少しでもオリエンテーションの内容を理解できる助けになる．また，帰宅してからの疑問にも応えらえられる体制があることを伝えることで患者は安心して手術の準備に取りかかることができるのである

(3) 術前のかかわり—小児の手術プレパレーション

　小児における術前看護の一つに，手術に対するプレパレーションがある．病棟看護師が実施する場合もあるが，手術室の中を熟知する手術室看護師が病棟に出向いて実践する意味は大きい．手術の対象になる小児は新生児から青年期前期までバリエーションに富んでいる．発達段階による理解度，その子どもの特徴にあったコミュニケーション・スキルやツールの使用方法を身につけることが必要である．しかし，基本的には，手術を安全に安心して迎えられる準備をしてもらうことに変わりはない．手術を受ける子どもが自分自身で理解し手術に臨めるようにかかわっていく．一方で，小児のプレパレーションは保護者とのかかわりが重要なポイントになる．子どもとのかかわりばかりを気にするあまり，大人に対するコミュニケーションをおろそかにすることですべてうまくいかなくなる可能性もでてくる（心理面については第1章p9を参照）．看護師は，子どもにも保護者にも信頼されるように対応の仕方を工夫しながら，コミュニケーションをとる必要がある．

(4) 術前のかかわり—高齢者とのかかわり

　超高齢社会の現代では，医療の進歩も伴って80歳以上の高齢者の手術も珍しいことではなくなっている．高齢者が手術を受ける場合，身体的な予備機能の低下や罹患している疾患が多いために手術のリスクが高くなる．高齢者のリスクは，身体的な面だけでなく精神的なリスクも高いとされる．個人差はあるが，高齢者は環境の変化に対応するのが苦手であるために，入院・手術という大きなイベントの心理的ストレスは計り知れない．手術や麻酔の侵襲，術後の急激な変化

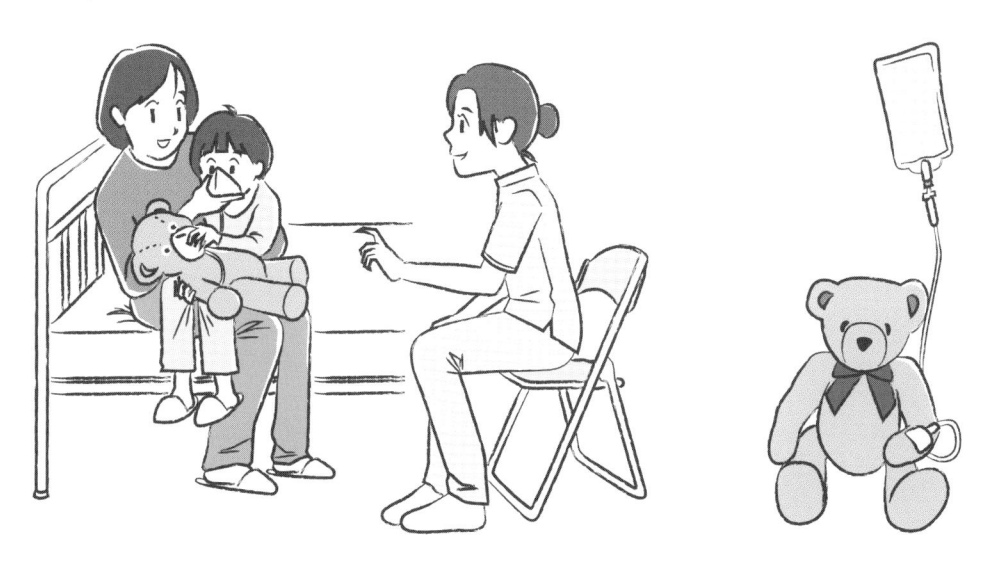

や緩和されない疼痛などにより，術後せん妄や術後認知機能障害（Postoperative Cognitive Dysfunction：POCD）が発症する場合もある．また，術前から認知症をもつ患者も少なくない．このような高齢者は，手術をすることを自分の意思で決めていないこともある．そのために，術後に起こる自分自身の変化が理解できず，そのとき初めて驚き，とてつもない不安が押し寄せることが考えられる．看護師は，周術期を通して高齢者の特徴や手術のリスクについて熟知し，劇的に変化する周術期の間，少しでも安心できるような看護を実践する（→4章4.高齢で手術を受ける患者参照）．

　術前訪問時に患者との信頼関係を築くことは重要であるが，周術期を通して安心してもらうためには，術前から術後まで，できるだけ同じ手術室看護師が担当する．患者と話をする際には，まず患者の気持ちをじっくり聴いたあとでこちらの説明に入る．説明は，相手の理解力に合わせたわかりやすい言葉を使い，これから起こるさまざまな出来事（処置や患者自身の状態についてなど），とくに手術室の中で起こる状況を理解してもらうことが大切である．言葉での理解が難しいときには，写真やイラスト，実際の医療器具（酸素マスクなど）を使って，よりていねいに説明する工夫も必要である．

　大事なことは，患者の認知機能にかかわらず，長い間生きてこられた人生の先輩として，一人の人間として尊重すること，手術中は擁護者・代弁者として命を守ることを伝えることを忘れてはいけない．

2）手術当日のかかわり

(1) 手術室でのコミュニケーションの特徴

　手術室の看護は特殊で専門的だといわれている．手術という治療は，患者にとっては，大抵人生で一度きりであり，手術室という特殊な環境下で，ある日ある一定時間をかけて行う治療である．また治療を行う医療メンバーにとっても，その時その時で違う構成となることが多い．患者は麻酔がかかると意識がなくなり呼吸することでさえ医療チームにゆだねることになる．手術室では，みんな同じような格好（マスクと帽子）をしており，誰が誰だかわからないこともある．このような医療の現場で，看護師は，より人間的に患者にかかわる存在にならなければならない．

　土蔵[14]によると，手術室看護師は，患者の緊張，恐怖心，羞恥心などを瞬時に読み取りながらかかわる必要があるため，独特なコミュニケーションの方法をとるという．

> ●土蔵による手術室における看護師のコミュニケーションの特徴
> ① 安全の確保と安心感を与えるための言葉かけや行動の促しを目的とする．
> ② 安全確保のためには，行動の直前に短い言葉ではっきりと話す．
> ③ 患者の心の変化に合わせ，その気持ちに寄り添うかかわりを模索する．
> ④ 非言語を駆使したコミュニケーション（アイコンタクトやタッチングなど）を積極的に使う．
> ⑤ 患者の気持ちを支えるために，患者の痛みや気持ちを代弁するが，手術進行や安全のために，医師への気遣いを含めた声かけをする．

(2) 術中のかかわり
① 入室から麻酔導入まで

　1999年の患者取り違え事故以降，手術患者の入室の方法は，医療事故防止の観点から，前投薬投与後のストレッチャー移送から患者自身での歩行入室に変わってきている．事故防止のためには仕方ないが，歩行入室により患者の緊張度が高まるのは否めない．患者は手術室に到着すると，麻酔科医や手術室看護師に迎えられ，本人であることや手術部位などを医療者とともに自分自身で確認する．その際看護師は，マスクを外し，手術を担当することを伝えることを忘れてはならない．

　手術室の雰囲気は独特である．多くの手術室には建物の外が見える窓はなく，部屋の中は明るいのに無機質な感じを受ける．そのような中，マスクをとって迎えてくれる看護師の笑顔は，患者にとって人間らしい暖かい対応と感じられ，ホッとすることができる．次に，患者は手術室の雑然とした廊下を歩き，自分が手術を受けるベッドに横たわる．その間，看護師は横に付き添い，患者の様子を観察しながら，適度な会話で不安と緊張を緩和する努力をすることが望ましい．また，患者によっては，足が止まり手術室へ入る決心がつかないで泣きだす人もいる．手術室看護師は，時には医療チームと調整し，手術の進行を遅らせたり，手術の続行を検討する必要がある．患者の気持ちに寄り添うことを優先しながら，患者を励まし，手術に向かって背中を押す役割も担わなければならない．しかし，これは患者がその看護師に信頼を寄せていなければ，ただの押し付けになり患者を傷つけることになってしまう．一方で，医療チームとのコミュニケーションをうまくとることで患者を守ることも，患者の擁護者・代弁者である看護師の大きな仕事なのである．

　手術室の中では，患者はもちろん医療者も緊張する．黙々と手術の準備をしている中で患者の緊張は一気に高まることが多い．患者は平気そうにしているのにモニターの心拍数が異常に速くなっているのを手術室看護師なら一度ならずも経験したことがあるのではないだろうか．何か処置をする前には，その直前に，はっきりと，わかりやすい声かけをすると患者の耳に届きやすい．硬膜外麻酔や脊椎麻酔実施時の体位固定時には，患者の体位を整えるとともに体全体で支えていることを意識するとよい．看護師の支えは，安全だけでなく，安心も伝えているのである．患者は，見えない背中での処置や麻酔導入をベッドで待つ間，一人で不安や恐怖に耐えなければなら

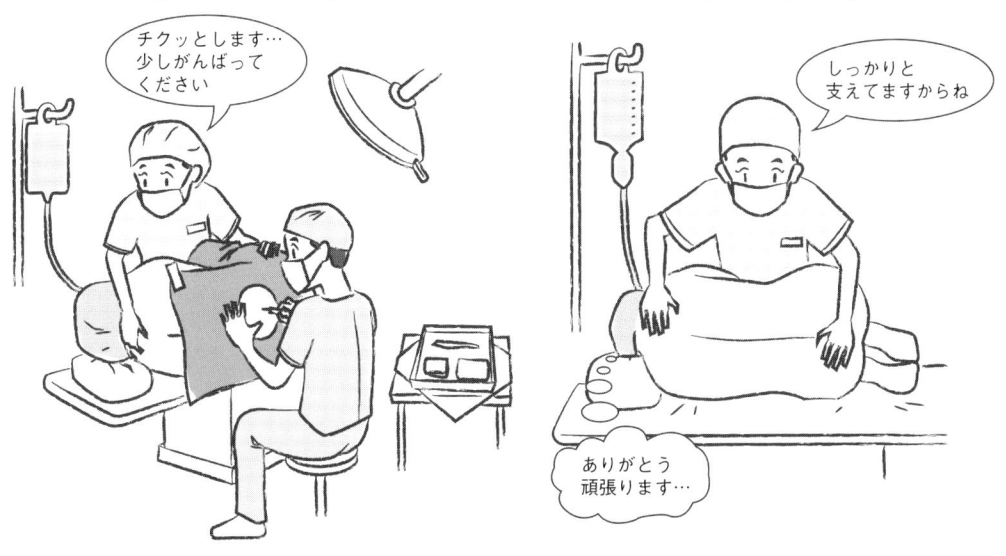

ない．その時に自分の体全体で支えてくれ，眠りにつくまで手を握ってくれる人がいることがどんなに心強いことであるかを理解していれば，看護師は患者に寄り添うことができるし，手術中には，患者の代弁者として患者を守る看護を実践できるのである．

② 意識下手術でのかかわり

　手術には，全身麻酔だけでなく意識下で行う手術も多い．硬膜外麻酔や局所麻酔だから不安が小さいわけではない．患者にとっては，どんな手術であろうと自分の身体を傷つける行為であり，手術中も意識があるからこそさまざまな不安や恐怖を感じることも多い．土蔵[15]は，局所麻酔で手術を受ける患者の気持ちを分類し，「手術開始から終了までの間を対峙期と名付け，患者は今現れている身体的・環境的現象に注意を向けて過ごしており，「今」という時間と対峙して過ごしている」[15]と述べている．看護師は患者の感じる「今」をキャッチできるように観察をしながら，素早く対処できるように声かけをしていく．また，患者は，苦痛を我慢する傾向があるため，看護師は患者に我慢をさせないように細心の注意を払うことが大切である．眼科手術のように声かけが手術の妨げになる可能性があるときには，術前訪問時などに，術中困ったことが起こったときの合図（非言語的コミュニケーション）を患者と一緒に決めておくことも安心して手術を受けられることにつながる．

③ 患者家族とのかかわり（術中訪問）

　長時間手術や小児科の手術の際，手術室看護師が，手術の途中で家族のところに出向き，患者の状態や手術の進行を直接伝えることで，家族に安心してもらうことを術中訪問という．人は，未知なことには不安が強くなるが，先が予測できれば不安を軽減でき冷静になれる．また，時間の感覚は，その人の置かれている状況で長くも短くも感じる．手術中の家族は，自分の大切な人の命を医療者に預けている間，じっと病院の何処かで待っている．手術を待っている時間は，家族にとってはとてつもなく長い．医療者にとっては，手術時間が予定より1時間延長することは想定内であるが，家族にとっては，手術中の家族に何か起こったのでないかということが心配の種になり落ち着かなくなる．できれば，手術時間には手術室入室から麻酔覚醒までは入っていないことや，予定の手術時間は目安であることを事前に知らせたほうがよい．また，時間が延長したときには，医療チームの合意を得たうえで，残りの時間を伝えることで家族の安心につながる．また，緊急手術やインオペ（手術不能）であることが判明した患者の家族への伝達やその後のインフォームド・コンセントに同席する場合がある．その際には，家族が医師の説明を理解できたかどうかを見極め，家族に寄り添うことが大切である．手術に際しては，患者家族も危機的状況に面しているため，医療者の言動に非常に敏感になっている．ちょっとした言葉遣いや態度が，のちのトラブルの原因になることもある．尋ねられた質問や不安の訴えには，丁寧に対応し，自分の言動には十分に気をつけながら看護したいものである．

(3) 術後のかかわり

　麻酔覚醒時には，手術が無事に終わったことを耳元で話しかけ，頑張ったことを労う．患者のニーズをつかみ，訴えに素早く対応したり，ケアの継続を病棟へ伝えることが重要である．術後，疼痛や嘔気・嘔吐などの苦痛によって不穏状態になった時には，素早く苦痛を軽減する処置を行うとともに，患者が安心できる言葉かけやタッチングを行う．

　術後訪問に行くと，ある患者は手術室の看護師のことを覚えていない場合もある．病棟看護師のように術後看護をするわけでもない．そのため，手術室看護師たちは術後訪問に対してモチベー

ションが下がり，消極的になる．術後訪問は，術中看護の評価および看護の質を維持向上するために行うといわれているが，筆者は手術室看護師だからこそできる術後看護があるのではないかと思っている．手術中の様子を知っているからこそ伝えられるものがあり，患者は，間接的ではあるが，自分自身が手術を乗り越えたことを感じることができるのである．また，患者にとって，自分でさえ見たことのない身体の中や知らない間に何が起こっていたのかを知っている看護師の存在は，非常に身近な存在となる．患者は手術を一緒に乗り越えてくれた看護師に信頼を寄せ，新しく生じた手術に関する疑問や戸惑い，今の気持ちを表出してくれるようになる．看護師は，患者の感情に共感し，自分で解決できるケアと病棟の看護師に任せる看護についてアセスメントし，ケアの継続性を高めることで術後看護を実践することになる．

6. まとめ

　手術を受ける患者にとって不安は当たり前の反応であるとともに，一人ひとりにとっては特別な思いである．手術を受ける患者の看護には，一貫して患者の安全と安心を守るという思いが込められている．これまで述べてきたことと矛盾するようであるが，コミュニケーション・スキルはその道具に過ぎない．精神科医の中井は，精神に障害を持つ患者には，「安心を贈り続けること」が大切である[16]と述べているが，これは周術期の患者にもいえることである．安心を贈り続けるために一番大事なことは，看護師が，周術期の各段階において患者に関心を寄せ，患者とともに手術を乗り越える姿勢を持つことである．

　看護師に求められるのは，患者が安心して自分の不安をぶつけることができる相手であることではないだろうか．哲学者の鷲田[17]は，「苦しみを口にできないということ，表出できないということ．苦しみの語りは語りを求めるのではなく，語りを待つ人の，受動性の前ではじめて，漏れるようにこぼれ落ちてくる．…中略…《注意》をもって聴く耳があって，はじめて言葉が生まれるのである．苦しみの「語り」というのは語るひとの行為であるとともに聴く人の行為でもあるのだ」と述べている．看護師のコミュニケーション技術を「《注意》をもって聴く耳」として使えるようになりたいものである．

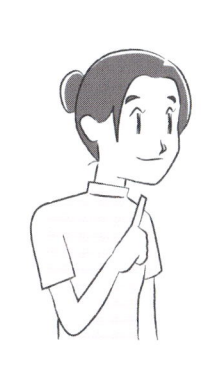

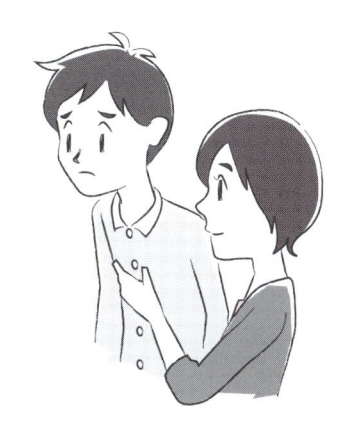

> **Column　症例といわれる患者**
>
> 　手術室看護師は，患者の「療養上の世話」より患者の命を守るために「診療の補助」を中心とした看護を実践している．筆者は，手術室で働く看護師たちが，手術予定表に書かれている患者のことを慣例的に「症例」と呼ぶことに違和感を覚えたことがある．本来「症例」とは「病気の症状や状態などの一例」をいう．その手術に必要な物品や手順などを頭に浮かべ，自分がかかわる手術が安全に何事もなく実施されることを考えているからだと思うが，患者は一人一人違う背景を持った人である．手術室看護師の行為はすべて患者の看護につながっている．ベッドサイドケアだけが看護ケアではないということを念頭に置いて看護を行うことを忘れてはいけない．わかりきっていることだが，医師とのスムーズな連携も実は患者の安全・安楽な看護につながっている．医師との関係や器械出しに対する医師の評価は手術室看護師としてはうれしい．しかし，それだけでは実践した看護の評価としては不十分であろう．手術室看護の中にある看護の本質を見つめつつ，自分の実践のどこが看護であるのかを実感しながら日々看護実践に邁進し，手術看護を楽しんでもらいたい．

文献

1) 新村 出：広辞苑．岩波書店，2008．
2) 岡野雅雄：わかりやすいコミュニケーション学　基礎から応用まで．改訂版．三和書籍，2008．
3) 中島義明・他：心理学辞典．有斐閣，1999．
4) 小泉 俊・他：医療の質改善における患者経験調査―有用性の実証研究．「患者の目で見た医療評価」研究会，2004．
5) 宮本正巳・日本精神看護技術協会：精神看護学．中央法規出版，2000．
6) 堀内園子：見て，試して，覚える触れるケア　看護技術としてのタッチング．ライフサポート社，2010．
7) E. T. Hall：The Hidden Dimension. Anchor, 1966／日高敏隆，佐藤信行訳：かくれた次元．みすず書房，1970．
8) 土藏愛子：検査や小手術を受ける患者の反応と援助としてのタッチ．看護展望，15(5)：92-104，1990．
9) B. J. Gruendemann, 他著／田島知郎　藤村龍子訳：手術患者の看護　手術室ナースの役割・責任と看護過程．医学書院，1977／1982．
10) ローナ・フィリン・他著，小松原明哲・他訳：現場安全の技術―ノンテクニカルスキル・ガイドブック．海文堂出版，2013．
11) 東京医科大学：WHO患者安全カリキュラムガイド多職種版2012．東京医科大学，2012．
12) 相馬孝博：これだけは知っておきたい ねころんで読める WHO患者安全カリキュラムガイド．メディカ出版，2013．
13) 高坂 梓・他：長野県の外科外来における術前オリエンテーションに関する実態調査．長野県看護大学紀要14．pp61-71，2012．
14) 土藏愛子：手術室看護師が用いる看護技術の特徴：手術室準備から執刀までの外回り看護師の実践から．日本手術看護学会誌，5(1)：5-13，2009．
15) 土藏愛子：手術看護にみる匠の技．東京医学社，2012．
16) 中井久夫：精神分裂病者への精神療法的接近．中井久夫著作集2「治療」，p.4，岩崎学術出版社，1985．
17) 鷲田清一：「聴く」ことの力　臨床哲学試論．阪急コミュニケーションズ，1999．
18) 船津 衛：コミュニケーション・入門改訂版　心の中からインターネットまで．有斐閣アルマ，2010．
19) 菊地京子編：手術看護の『一人前』レベルチェックブック．メディカ出版，2009．
20) 草柳かほる・他編：ナーシング・プロフェッション・シリーズ　手術室看護　術前術後をつなげる術中看護．医歯薬出版，2011．
21) 種池礼子・他：パーフェクト看護技術マニュアル―実践力向上をめざして．照林社，2004．
22) 数間恵子・他：手術患者のQOLと看護．医学書院，1999．
23) 田中美恵子編著：精神看護学　学生―患者のストーリーで綴る実習展開．医歯薬出版，2001．

第4章 事例から考える周術期患者の心理

1. 緊急心臓手術を受ける患者
2. 小児の手術患者と家族（こどもの心理的準備，親の心理）
3. 過去に手術経験がある患者（前回の手術経験が及ぼす心理的影響）
4. 高齢で手術を受ける患者
5. がん宣告を受けた患者
6. 医療への厚い信頼のもとに手術を受けた患者
7. 移植手術を受ける患者
8. 意思を委託する患者
9. 局所麻酔で手術を受ける患者

第4章 事例から考える周術期患者の心理

1. 緊急心臓手術を受ける患者

❤ 1. 事例紹介

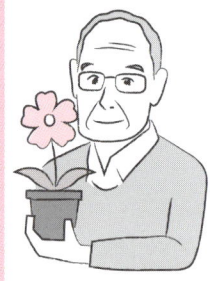

Aさん，70代，男性

病　　名● 左冠動脈主幹部及び3枝病変の急性心筋梗塞（AMI：acute myocardial infarction）
術　　式● 人工心肺補助拍動下における冠動脈バイパス手術
家族構成● 妻と2人暮らし，子ども2人は結婚して遠方に住んでいる．
キーパーソン● 妻

手術に至る経過▶

　10年前より急性心筋梗塞の既往があり，薬物療法を行っていた．その後高血圧，脂質異常症，高尿酸血症，狭心症を併発し薬物療法で加療を開始していた．

　昨日夜間に発熱に伴う呼吸困難感があり，近医に来院し緊急搬送となった．緊急心臓カテーテル検査を行い，補助循環装置の大動脈内バルーンパンピング（以下 IABP）が大腿部より挿入された．検査により外科的手術が適していると判断され，緊急で人工心肺補助拍動下，冠動脈バイパス手術を施行した．

術中・術後経過の概要▶

　患者は，カテーテル検査が終了し集中治療室（以下 ICU）に入室した．手術室にもすぐに連絡があり，約1時間後に入室時間が決定した．

　検査後すぐに外科医師より本人と妻にインフォームド・コンセント（以下 IC）が行われ，緊急冠動脈バイパス手術の必要性，予測される合併症の説明があり患者・家族の同意が得られた．子ども2人は入室時間に間に合わなかった．患者は予定通りに手術室に入室し，全身麻酔，手術が開始された．約6時間後に手術が終了し，ICUに帰室した．術前から呼吸状態も悪く，術後痙攣が起こるなど不安定な状態が続いたため，手術翌日は鎮静管理となり術後2日目に抜管となった．手術から8日目に一般病棟へ帰室し，術後16日目で退院した．

2. 患者へのかかわり

1）術前のかかわり

状況：ICU訪問時

　電子カルテの情報では，緊急手術であるため情報は少なく，患者がどのように手術を受け止めているのかはわからなかった．そのため事前に外科医師，ICU看護師から情報収集し，IC時の反応や手術に対する受け止め方などを確認した．患者は口数が少なく，IC時には質問はなかったことがわかった．ICUでは，セミファウラー位で横になっており，大腿鼠径部からIABP，前腕に点滴が挿入されていたため，動くことを制限されていた．呼吸は浅く早く，前日から発熱していたため顔は紅潮していた．部屋はIABPと心電図モニターの音，患者の口元に流れる酸素の音だけで，それ以外はとても静かな環境であった．

　妻はベッドサイドから少し離れた位置に下を向いて座っていた．夜間に搬送されたためか，患者も妻も疲れた表情をしていた．手術室で担当する看護師であることを伝え，挨拶をすると妻は安堵したような表情で微笑み立ち上がると，「お父さん，手術室の看護師さんだよ．会いに来てくれたって．よかったね」と声をかけた．患者は口元の酸素マスクを少し曇らせ，「うん」とほとんど聞き取れないような声で頷き妻の顔を見た．

◆ **患者の心理の推察と具体的介入**

　緊急手術では，手術が決定してからの時間は限られており，術前訪問の時間の確保も難しい場合がある．しかし，短時間であってもできる限り手術室以外で事前に顔を合わせておくことで，手術の際に，手術室という慣れない閉鎖的な環境でも自分を知っている医療スタッフが待っていてくれるという安心感を与えることができ，精神的な緊張の緩和にもつながる．また，術前訪問を通して，患者・家族のもつ雰囲気や表情から患者の置かれた状況を察知し，理解することにつながる．

　術前訪問時のかかわりとして，Aさんは心不全症状が強いため，「話す」ことが今の患者にとって身体的に苦痛であると考え，なるべく，身体的・心理的な負担とならないように，患者の目線の高さに合わせて，パーソナルスペースを考えた距離と立ち位置を保ち，妻と挟むように横に立って，Aさんが話しやすいように環境を整えた．

　患者は緊急搬送されてから，検査や説明，治療などが次々に行われ，多くの情報が提供され，それには多くの医療スタッフがかかわっている．Aさんも短い時間の中で，現在の状況にどう対処すべきか自身の中で処理しきれないまま混乱し，それが心理的な負担となっているのではないかと考えた．そのため，術前訪問ではこれから行われることに対して一方的な説明にならないように，多くの情報を与えすぎず，状況に合わせて必要な説明を行うことでAさんが混乱せずに手術に臨めるようにかかわった．その間Aさんの状態をモニター心電図の波形を観察しながら，不安や緊張による心拍数の増加や体血管抵抗の変動によって虚血発作を起こさないように，そっと手を取り握手をするように包み声をかけた．Aさんの手は発熱のため末梢に冷感はなく，温かかった．私はAさんの気持ちに共感し，受けとめることで思いを表出できるように，ゆっくりと焦らせることのないように話しかけた．今の思いや質問に対してはAさんの反応を観察しながら説明や補足を行った．患者自身が何がわからないのかを理解していない場合もあるため，会話の中から引き出していくことも必要である．

◇ 患者の反応

　Aさんは問いかけに対して「うん」と言った後しばらく沈黙したため，この沈黙に対して，表情を観察しながら，Aさんの思いが表出される時間を待った．すると「まさかこんなに急な手術になるとは思ってもいなかった…」と語ってくれた．妻が続けて早口で「ただの風邪だと思っていたからね．ほんとにびっくりしたよね．でもいい先生たちがみてくれて，安心だよね」とAさんの顔を覗き込み笑顔で話しかけた．妻のその言葉は，手術室看護師である私に対する問いかけや確認のために発せられたようにも感じとれた．そしてAさんと妻の2人の空間には緊張が感じられたが，一方でその中には手術に対する「思いや不安」を共感していたようにも感じられた．さらに，妻の明るく振る舞う姿や冷静な態度は，不安や緊張の生理的反応として現れていることが考えられた．私は「本当ですね，急なことでびっくりしましたよね」とAさんと妻の思いを確かめるように，繰り返し共感的な態度を示した．そして，ゆっくりと「手術について先生からの説明でわからないことはありませんでしたか？」と確認すると，Aさんは「うん．大丈夫」と言いながらも，思い出したように「いつ頃目が覚めるのかな？」「そうだ．子どもがこっちに向かってるんだけど，手術中家族はどこにいればいいのかな？」と質問した．私は，術後は呼吸状態や血圧などが安定していることを確認しながら目を覚ましていくこと，手術が終了して目が覚めた時には呼吸を助ける管が口に入っているため，手を握り返してもらったり，頷いてもらいながらコミュニケーションを行ってほしいことを補足説明した．家族の待機場所についてはICUの看護師に話をしてもらうよう調整した．

2）術中のかかわり

状況：ICUから手術室への入室時

　ICUにいる患者のもとを訪れ，手術室への入室の準備や書類の確認を行った．妻は私の姿を見るとすぐに立ち上がり，"いよいよ"と緊張している雰囲気が伝わってきた．そしてICUを出る際「お父さん！頑張ってよ！待ってるからね」と大きな声をかけた．妻は目にうっすらと涙が見られ，その場に立ち止まってしまった．

◇ 患者の心理の推察と具体的介入

　私はできるだけ妻がAさんの近くにいられるように妻の横に立ち，「手術室に入るぎりぎりまで，そばにいてあげてください」と伝え，入室口まで来てもらった．家族がそばにいることで，妻だけでなくAさんにとっても不安の軽減につながると考え，少しでも一緒に居られるような時間が持てるよう配慮した．

◇ 患者の反応

　手術室に入る際に妻から「お父さん，待ってるからね」と背後から声をかけられた．それを聞いた患者は，それまで妻の言葉に「うん，うん」と頷いていたが，妻の姿が見えなくなって，妻の「待ってるからね」という言葉を聞いたとき，表情をゆがめ目には涙が溢れそうになっていた．私は妻に代わってAさんの隣に行き，手術室までの廊下を進む間，手を握ると，患者はぎゅっと握り返してきた．言葉はなかった．Aさんと妻はお互いが涙を見せないことで心配をかけないようにしていたことが感じられ，Aさんの気持ちに寄り添い，支えることが今自分にできることであると考えた．

状況：入室から麻酔導入まで

　手術室では，Aさんが少しでも安心して手術に臨めるように，音楽を流して，空間の緊張感を和らげ，話し声や環境音にも配慮した．室温を冷たく感じることで緊張感が高まり，交感神経の緊張で体血管抵抗が上がらないように事前に手術室を暖かくした．入室後は慣れない手術室の環境の中で行われる処置によってAさんの緊張感を助長させることがないように，丁寧に，しかし迅速に，そして患者が理解できるように状況に合わせた説明をしながら準備を行った．Aさんは手術室内をキョロキョロと見渡していて，緊張している様子が伝わってきた．

◆ **患者の心理の推察と具体的介入**

　私は部屋の室温が寒くないかをたずね，手術台への移動は看護師が行うこと，その際，IABPの入っている足は伸ばしたまま移動を行うこと，心電図用のシールの貼付を行うが少し冷たいこと，血圧計を腕に巻くことなどを一つずつAさんが理解できるようにゆっくりと説明し，それに対して頷くAさんの表情と反応をみながら処置を実施した．また，同時にさまざまな処置などを行っていくが，不安なことや，わからないことはいつでも聞いてほしいと伝えた．麻酔科医師も一緒に，患者の立場に立って緊張を緩和するようにかかわった．

　モニターの準備が終わり，全身麻酔が始まる前に，Aさんに声をかけて，手を握るとAさんは「お願いします」と言って，目を閉じ，私の手をぎゅっと握った．この患者の手は手術に臨む決心であり，心の中にある不安の表れであり，これから先の期待を込めた思いである．それに臨む患者の思いに寄り添い，ともに頑張ることが一緒に手術を乗り越える看護師の役割であると考えながらかかわった．

◆ **患者の反応**

　Aさんは行われる説明にその都度頷きながら，時折，麻酔科医師の問いかけに笑みを浮かべながら会話をしていた．手術台に横になってからは落ち着いたようにみえた．それから麻酔導入となり，手術が開始された．

3）術後のかかわり

状況：術後訪問

　1回目の訪問ではAさんはICUのベッドに横になり，目は開けていたが無表情だった．手術室看護師であることを伝えると，「あぁ」という声とともに私の顔を見た．そして思い出したかのように表情が変わった．私が「手術お疲れ様でした．よく頑張りましたね．まだお体はきついと思いますが手術前の表情と全然違いますよ」と声をかけると，体動による痛みをこらえている様子ではあったが，「うん．ありがとう．まだきついね．でも顔違うかな？」と少し笑みを浮かべた．私は「はい，とてもいい顔しています」と手を握ると，「うん，頑張るよ」とぎゅっと握り返してくれた．

　2回目の訪問は病棟に帰室し，退院の目安が決まるころに実施した．訪室すると，Aさんは妻と2人で話をしており笑顔で迎えてくれた．

◆ **患者の心理の推察と具体的介入**

　ICUから病棟へという環境の変化とともに，Aさんの状態に合わせて表情にも変化がみられ，とても落ち着いた安心感のある表情となっていた．術前ではこれから行われる手術という未知なる出来事への不安が雰囲気や表情に表れていたが，手術が終わった"いま"では，手術を乗り越え，

術後の新たな状況の変化，痛みによる身体的苦痛に対する表情であることが推察できた．そのような表情の変化について伝えると，手術に対して「今は，本当にやってよかったと思う」と答え，続けて「やってみないと，体の苦しさはなくならないし，今もきついけど，前とは違う．これからまた，自分の好きなことをやっていきたいし」と話してくれた．この言葉からは手術を決断する際の戸惑いや不安に対する思いを推察することができた．

　「本当にお疲れ様でした．大変だったと思いますが，よく頑張りましたね」と伝えると，「ありがとう」と言い，笑みを浮かべてこたえてくれた．妻も隣で頷きながらICUでのこと，病棟のこと，家族や親戚との面会についてなど色々と話し，そして「私もどうなるかと思ったけど，ほんとに良くなってよかったよね」と語った．これまでのかかわりからAさんは自分の思いをあまり多く語るようなタイプではないことがわかっていた．そのため，Aさんと妻が共感することで今後お互いの信頼関係がより深まるように「奥さんがそばにいてくれて，心強かったですね．また退院したら奥さんと趣味の旅行に行けますね．だから大変だけどもう少しリハビリ頑張りましょうね」と声をかけた．Aさんは「うん」と恥ずかしそうに微笑んで頷き，妻も笑顔でそれを見て「頑張んないとね，あと少しだから」と言ってAさんを励ました．

3. 事例から考える手術を受ける患者・家族の心理

　今回は，急性心筋梗塞における緊急心臓手術を受ける患者の事例を取り上げた．

　緊急手術を受ける患者には，多くの場合，手術を受けるまでの時間的猶予が少なく，急激な身体的変化により，苦痛や活動の制限を伴うことになる．緊急手術の場合，刻々と身体状況が変化する中で，家族と共に過ごす時間は限られ，手術を「決断する」という段階に至るまで家族で話し合う時間は十分に確保できない．手術の決断は，今よりもよくなるための手段であり，それに伴う不安や期待，恐怖などさまざまな心理状態にある．

　心臓手術を受ける患者の手術決断の理由に関する研究の中で山田は，「病状悪化の回避」「手術への期待」「社会的役割の認知」「手術の必要性の認知」「家族の支持」「医師への信頼」「手術成功体験者の存在」「諦観」を明らかにしている[5]．事例における手術の決断では，今の身体の苦しい状態を悪化させないようにする「病状悪化の回避」，これから先の人生も自分の好きなことやっていきたい「手術への期待」，よい先生たちがみてくれて，安心だという「医師への信頼」，妻には涙を見せずに，心配をかけたくない，頑張るんだという思いの「社会的役割の認知」，そして何よりも大きかったのは，妻の患者に対する「家族の支持」が手術を決断した理由として考えることができる．

4. まとめ

　緊急手術での患者と家族の心理状態では，不安や思いを言葉にしていない，またはできないことも念頭におき，患者・家族の置かれた状況，思いを受けとめて理解していくことが大切である．手術患者の心理に関する看護研究の動向の中で，心臓手術を受ける患者の心理で岡本は，「手術に対する不安のレベルや表現方法はさまざまであることや，不安を表現していないケースが見られたことから，患者がこころの中を言語化していない可能性を常に意識しながら，有効なコーピングが行えるよう，情報提供などの援助の関わりを行いながら，患者が不安と向き合えるような

環境を作るよう心がける必要がある」[1]と述べている．手術を決断した患者の思いに寄り添い，患者の心理をキャッチできるように些細な言葉や表情，身体的症状から状態の変化を捉えていく．患者にかかわるチームメンバーとお互いに情報，状況を共有し，チームメンバーを最大限に活かすことで患者が安心して手術に臨めるように連携しかかわることが必要である．

　『手術を受けることを決断した』患者の手術に臨む決心，心の中にある不安，期待を込めた思いを十分に理解し，手術に臨むことができているか心理的状況を確認しながら状況に応じた説明と補足を行っていく．これは定例手術でも同様であるが，手術室看護師は緊急手術ではさらに限られた時間の中で優先順位を判断しながら，安心・安全で質の高い看護を提供していくとともに，手術室の中で患者に一番近い存在として，家族の代わりに寄り添い，支援していかなければならない．

　最後に，手術を乗り越えた患者にとって，状態や表情の変化についてできる限り言語化して伝えていくことで，患者だけでなく家族も状況に応じて少しずつ変化しているプロセスを感じることができる．それは未来を見据え"先を考える"こと，"次の希望を見い出す"ことに繋がる．患者は入院から退院，そして日常生活へと戻るために日々変化し，経過している．その経過の中で周術期にかかわる看護師として支援できることを忘れてはいけない．

文献

1) 岡本佐智子：手術患者の心理に関する看護研究の動向―1983～2009―　埼玉県立大学紀要 12：7-15, 2010.
2) 樽松久美子：心筋梗塞で緊急PCIが必要な50代，男性．救急外来だからこそ実践したい患者と家族のメンタルケア，臨床看護, 39(12)：1744-1746, 2013.
3) 藤田博子・他：心臓大血管手術を受ける患者と家族の思い　手術前後のインタビューの質的分析から．国立病院看護研究学会誌, 6(1)：21-26, 2010.
4) 山田　巧：心臓血管外科手術を受ける患者の不安と心理的受容に関する研究．IRYO, 55(9)：415-418, 2001.
5) 山田　巧：心臓手術を受ける患者の手術決断の理由に関する研究．国立看護大学校紀要, 1(1)：27-34, 2002.
6) 野川道子：看護実践に活かす中範囲理論　危機理論・ストレス・コーピング理論．pp.185-222, メヂカルフレンド社, 2010.
7) 循環器病の診断と治療に関するガイドライン（2006-2007年度合同研究班報告）　急性心筋梗塞(ST上昇型)の診療に関するガイドライン．
　 http://www.j-circ.or.jp/guideline/pdf/JCS2008_takano_h.pdf

第4章　事例から考える周術期患者の心理

2. 小児の手術患者と家族
　（こどもの心理的準備，親の心理）

1. 事例紹介

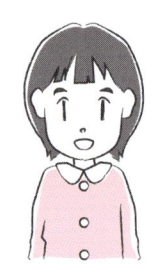

Bちゃん，5歳8カ月，女児　身長108.8cm　体重15.5kg

病　　名 ● 心房中隔欠損症

術　　式 ● 心房中隔欠損症根治術（開心術）

家族構成 ● 両親，妹（7カ月）の4人家族．
　　　　　＊Bちゃんの入院中は，母親の祖父母により妹の育児協力が得られる予定である．

キーパーソン ● 母親

身体的・心理的発達 ● 40週2日，体重2,500g，アプガースコアは8/10点で出生．周産期の異常は特になかった．生後5カ月の時に，肺炎で3日間入院治療を受けた．現在，体格は標準より小柄だが，疾患による運動制限はなく保育園に通園中．現在症状の出現はなく，保育園の他の児と同じように活動している．運動発達も年齢相応である．性格はおしゃべりで活発，自分から友達に声をかけていく性格で，我慢強いほうである．

手術に至る経過 ▶

　Bちゃんは，3歳児検診で心雑音を指摘され，C病院を紹介され受診し，心房中隔欠損と診断された．心エコー検査で，欠損が16×17mmと大きいこと，欠損の形態がカテーテルによる閉鎖の適応でないと判断され，開心術直視下の閉鎖術を行うことになった．

術中・術後経過の概要 ▶

　手術体位：仰臥位　手術時間：3時間　人工心肺時間：60分　大動脈遮断時間：15分
　手術は，人工心肺を使用して心停止下で，心房中隔欠損を直接閉鎖した．手術中，人工心肺離脱後より強心剤，血管拡張剤，鎮痛鎮静剤を持続投与し，呼吸，循環動態は安定していた．輸血の使用はなかった．術後は，未覚醒，挿管した状態でCCUへ入室し，3時間後に人工呼吸器を離脱した．手術室退室時の血液データでは，Ht30%，Hb10.1g/dLと貧血状態ではあったが，術後も無輸血で経過した．術後2日目CCUから一般病棟へ移動し，術後3日目に心嚢と胸腔に留置していたドレーンを抜去した．創部感染などの問題もなく，貧血状態も改善され，術後7日目に退院となった．

2. 患者へのかかわり

1）術前のかかわり

状況：術前訪問前の情報収集

　手術申込み伝票，電子カルテより本人や家族の今回の手術に対する認識や思いについて情報収集し，術前訪問の計画を立てた．Bちゃんにとっては，初めての手術体験である．

　Bちゃん：日常生活における活動制限や内服などの内科的治療は実施しておらず，家族もBちゃんに対して，病気の話はしていない．

　母親：疾患・手術に関しては外来でインフォームド・コンセント（IC）を終えている．現在Bちゃんは無症状であるが，将来的なことを考えると手術の必要性は理解でき，就学前に終えたいと考え，今回手術を希望した．しかし，母親は自身に手術経験がないため手術のイメージが持てず，漠然とした不安を抱いている様子であった．

◇ **患者・家族の心理の推察と具体的な介入**

　電子カルテからは具体的な情報を得られなかったため，Bちゃんの手術に対する認識を確認する必要があった．Bちゃんは，論理的な因果関係を理解するのはまだ難しい年齢であり，手術を受けることを理解・同意していない状態で手術の具体的な話を進めていけば，「自分が何か悪いことをした罰として病気になり，手術をしなくてはいけない」などといった誤った理解になる可能性がある．それらは，心理的混乱を招き，今後の診療や治療の拒否，両親や医療者に対する不信につながる．

　また，手術に対する両親の理解度を確認しておく必要がある．両親が手術に対して不安や疑問を抱えていれば，親の感情や行動を理解できるBちゃんは，両親の思いや感情を感じ取り，両親同様に不安や疑問を感じてしまうと考えられた．そのため，Bちゃんに手術の説明をする前に家族との面談を行うことを計画し，術前訪問を実施した．

状況：手術前日の術前訪問（母親との面接の場面）

　術前訪問のため病室へ行くと，たまたまBちゃんは検査のため不在であり，母親だけがベッドサイドに座っていた．母親に挨拶をした後，手術に対する不安や疑問がないか質問した．母親は手術について，外来でICがあり，理解し納得していると話しつつも，「手術が必要なことは頭ではわかっているけど…（何も）症状がないのに手術をすることをBにどう話したらいいかわからない．今日の入院は，心臓をみてもらって手術で元気にしてもらうんだよと言ってきた．でも，私も主人（Bちゃんの父親）も手術の経験がなくて…」「Bは，家でも保育園でも他の子と同じように生活をしてきたので，なんで自分だけが手術をしなくてはいけないのか，Bはわかっていないと思います」と語った．話していくうちに母親はさまざまな感情があふれ出してきた様子で，涙ぐんだ．

◇ **家族の心理の推察と具体的介入**

　面談から，キーパーソンは，主な育児者である母親であることがわかった．

　両親は，普段の生活でもBちゃんを特別扱いすることはなく，周囲のこどもと同じように育ててきた．しかし，今回Bちゃんに手術（つらい，怖い思い；母親のイメージ）を受けさせなくてはいけなくなったことをつらいと感じている．そのため，母親の話を傾聴し，気持ちに寄り添

い，思いを表出できるよう面談を行った．その結果，母親はBちゃんに手術を行うことを伝えることに関する不安や，どのように話したらよいのかという迷いがあることがわかった．母親自身の手術に対する不安を軽減できるよう，正しい情報提供を行い，理解を得ることで，母親が前向きな姿勢を持つことができれば，Bちゃんも手術を前向きにとらえられるのではないかと考えた．

　母親に対して，手術室入室から麻酔が導入されBちゃんが入眠するまでに予測される出来事を具体的に説明した．そして，話し合いの結果，母親同伴で手術室へ入室し，麻酔導入を行うことがよいであろうということになった．

◆ 母親の反応

　面談を始めた時，母親は手術に対する漠然とした不安や疑問を話していたが，思いを表出した後は落ち着きを取り戻していった．手術室に入り麻酔がかかるまでの手順を説明すると，Bちゃんの性格や普段の様子を思い浮かべながら，積極的に，「こうしたほうがいい」と提案された．そして，「Bにはきちんと手術して心臓を治してもらうことや，Bがもっと元気になるためにママも一緒にがんばると話したほうがいいですね」と積極的にBちゃんをフォローしようとする姿勢がみられた．

状況：Bちゃんとの面談 ▶

　検査が終了し病棟へ戻ってきたBちゃんに，手術室の看護師であることを伝えて挨拶した．Bちゃんは初めて会ったにもかかわらず恥ずかしがる様子はなく，興味深げに「さっきそのお花の服（手術室スタッフのユニフォームを指して）の人と廊下であったよ」「マスクと帽子してた」と自分から話しかけてきてくれた．

◆ 患者の心理の推察と具体的介入

　初対面の様子から，Bちゃんは母親が話していた通り，活発で明るい性格であると感じられた．手術室看護師が「手術室」という言葉を出し，そのスタッフであることを告げても態度や表情の変化はなかったことから，今回の入院は，手術をするための入院であることを理解していると考えられた．そこで，Bちゃんが手術に対してどこまで理解しているのかを確認したところ，「手術で心臓を治す」ということはわかっていたが，「手術室は知らない，見たことがない，何をするところかわからない」という状況であった．そこで，手術室の見学を提案して，Bちゃんの好奇心に働きかけるように誘った．明日行う手術が知らない環境や未知の体験ではなくなるように，手術室見学とモニター装着などの体験を行い，リハーサルを行った．

状況：Bちゃんと母親の術前プレパレーション ▶

　Bちゃんの希望で手術室内リカバリー（麻酔導入を行う場所）を見学した．「この場所で，ママと一緒に居て，手術が痛くないよう，怖くないように麻酔をする」という説明をした．そして，Bちゃんが体験することについてもBちゃんが理解できる言葉を使用して，具体的に説明していった．服を脱ぐ，ベッドに寝る，モニターをつける，マスクをする，風船をふくらます，と順を追って説明し，実際に体験した．Bちゃんはその中でも，とくにマスクの香りに興味を示し，自分から香りを選んでいた．

◇ 患者の反応

　Bちゃんは好奇心が強い性格であり，初めて見る手術室の中を興味津々できょろきょろと見回していた．モニター装着体験も，マスクにつける香りのエッセンスの選択にも積極的であった．香りは1つに決め切れず，2種類の香りをマスクに付けることとなった．これには，母親も笑いながら「いいにおいがわからなくなってしまうんじゃないの？」と親子で笑っていた．手術室看護師の「あした来てね」という声かけにしっかり笑顔でうなずいた．母親自身も具体的な手順を理解したことで落ち着いたのか，看護師の「明日Bちゃんマスクできますかね？」という質問に「大丈夫そうです」と笑顔がみられた．

◇ 患者の心理の推察

　Bちゃんが，明日意識があるときに体験することとほぼ同じ体験を前日に行うことで，明日の体験が未知の体験ではなくなる．手術室の見学が終わり，笑顔で病棟へ戻る母親とBちゃんの様子から，手術に対しての心の準備ができ，これらの一連の見学や体験・説明を通して，Bちゃんへの術前プレパレーション（第3章，p.53参照）とインフォームド・アセント[注]が行えたと考えられた．

2）術中のかかわり

　状況：手術室入室，麻酔導入▶

　両親とともに手術室入り口でのさまざまな確認が終わった後，昨日体験したとおり回復室へ入室し，麻酔をかける準備を進めていった．

◇ 患者・家族の心理の推察と具体的介入

　手術室入室時Bちゃんは，前日のようなおしゃべりはなく，やや硬い表情で緊張している様子がうかがえた．多くの医療者がBちゃんに行動を促すことによって恐怖を感じることを避けるため，担当麻酔科医師が中心となり，Bちゃんのペースをみながら声かけをした．Bちゃんは，昨日ほど活発に声を出したりはしなかったが，モニターシールを見せると自分から指を出すなど，昨日実施した体験はしっかり記憶に残っているようであった．

　母親は，マスクを当て始めたところでBちゃんに「いいにおいする？」「大丈夫だよ」と落ち着いて声をかけていた．母親もBちゃんも前日のリハーサルを経験していたためか，怖がることも混乱する様子もなかった．母親も上手にBちゃんに対する支援ができていた．

◇ 家族の反応

　母親も昨日と同じように声かけを行っていたが，麻酔が効いて入眠していくBちゃんを見ながら涙ぐみ，「お願いします」と述べ手術室を退室した．両親に対して，Bちゃんはとても上手に麻酔ができたこと，両親が声をかけてくれたためにBちゃんも混乱することなく，麻酔が効いて眠ることができたことを伝えて待合室へ案内した．

[注] インフォームド・アセント：小児患者に対して，これから行う医療行為をわかる言葉で説明し，納得を得ていくこと．

3）術後のかかわり

> **状況：術後訪問時**

　術後訪問は，Bちゃんの術後回復状態の確認と，皮膚トラブルなど手術麻酔による合併症の有無の確認，そしてBちゃんをねぎらうことを目的として，病棟へ転棟した術後3日目に実施した．病棟へ訪問すると両親が面会中で，Bちゃんはベッドにいた．おやつの時間であったが，食欲はないようで，すぐにうとうとし始めた．

◇ 患者・家族の心理の推察と具体的介入

　無輸血手術の影響である貧血状態も加わり，Bちゃんは倦怠感や微熱，創部痛もあり，元気のない様子であった．表情も冴えず，術前訪問の時のように「何しに来たの？」「Bのとこに来たの？」というような積極的な発語もなかった．両親は，術後の状態も安定しており，合併症もみられず予定通り一般病棟へ戻ってきたことに対する安堵感からか，表情は穏やかで「管も今日抜けました．食欲はまだあまりないですけど…」と言い，病室でのBちゃんの様子について語った．

　Bちゃんは保育園に通い，家庭から社会性が広がり，さまざまなことに興味を示していた．しかし，いまは，母親にべったりと甘え，食事も母親が介助しないと口にしないということだった．この時期のBちゃんは，術後の回復過程にあるものの，手術の影響から身体的な苦痛が強くストレスが増大し，それらにより心理的不均衡な状態となっていたと考えられる．こどもの対処機制には，①退行行動，②攻撃的行動，③うつ状態，④拒否的行動，⑤身体的反応があるが，この時期のBちゃんは，①の退行行動の状態ではないかとも考えられた．そのため，危機回避への援助として，痛みや倦怠感など身体的苦痛の軽減とともに，母親がそばにいること，現状をBちゃんが理解できる言葉で説明をしていくことが必要であると考えた．

　また，Bちゃんが寝ているときに，母親が「実は，手術前日に見学をさせてもらった夜中に突然起きて泣き出したんです．びっくりして，大丈夫だよ，と話をしたらすぐに寝ちゃいましたけど」と話した．手術当日のBちゃんは，前日のリハーサルどおり，モニター装着やマスク呼吸を行えていたことから効果的なプレパレーションが実施できたと考えていたが，楽しそうに体験をしていても，無意識のうちに，不安や緊張を感じていた可能性がある．そのためプレパレーション後の支援体制を計画しておくことが大切であると考えた．

> **状況：術後訪問（術後5日目）**

　電子カルテより退院前検査の情報を確認して，術後訪問を行った．Bちゃんは母親と一緒に食堂でおやつを食べているところだった．

◇ 患者・家族の心理の推察と具体的介入

　Bちゃんは日常生活が術前同様のレベルに自立できており，その様子から，身体的苦痛が軽減するとともに，Bちゃんのストレスはなくなり，心理的危機を回避できたと考えられた．

　しかし，術後3日目の訪問時の母親の話から，術前の無意識のうちの不安や術後の身体的苦痛により，手術を受けたことがBちゃんのトラウマとなる可能性があることも考え，そこで，Bちゃんが手術を頑張ったことを実感し，達成感や自尊心を高めるために，Bちゃんと手術の振り返りの機会を持ち，手術を乗り越えた経験が自信につながり，今後の成長発達の一助となれるようにかかわった．

◆ 患者・家族の反応

　Bちゃんは手術について，マスクがイチゴの匂いがしたことや深呼吸をしたことを話してくれた．看護師が，とても上手にマスクの呼吸ができたこと，麻酔の先生もほめていたことを伝えると，Bちゃんは「マスクがいい匂いがした」と母親の顔を見ながら笑顔で語った．最後には，「C（妹）にも教えてあげる」と手術室の体験を得意気な様子で話していた．

3. 事例から考える手術を受ける患者・家族の心理

　手術を受けるこどもへの心理的援助を計画実践していく上で，家族への心理的援助も本人と同様に大切なケアとなる．家族は家庭内でそれぞれの役割があり，お互いに分担しながら生活している．しかし，こどもが入院することで，その家族の役割を変化させなくてはならない．特に幼い兄弟がいる場合は，患児だけでなくその兄弟へのさまざまな影響や負担も予測される．

　Bちゃんには妹がおり，入院前は母親が育児の多くを担ってきた．Bちゃんの術後の回復状態は予定通りであったため，今回は看護介入を必要としなかったが，Bちゃんの治療経過によっては，家族ケアとして両親以外にも，兄弟へのケア介入が必要となる場合がある．

　今回の事例は，入院前に母親が「Bは理解していないかもしれないけれど…手術をすることは言ってあります」と手術のための入院であることをBちゃんに伝えていた．Bちゃんの理解度や認識の程度を確認した上で認知発達段階に合わせた心理的援助を計画していくことが必要である．ピアジェの理論では，この年代の認知発達は，「自己中心的な思考を徐々に克服していくが，こども自身が経験している範囲での認知にとどまる」と言われている．Bちゃんに術前プレパレーションにおいて手術室の見学やリハーサルを行ったことが効果的であったと考えられる．

　術前の母親との面談から，母親自身が手術に対して迷いや漠然とした不安を抱いており，手術を具体的にイメージすることができていないことがわかった．5歳8カ月のBちゃんの行動範囲は，家庭内から保育園へと拡大し人間関係も家族以外へと広がる中で，さまざまな葛藤を経験し心理社会的に成長発達していく段階である．しかし，こどもは親との同一化によって親の価値観や態度を取り入れ自分のものにしていくことから，母親が抱いている手術に対しての思いや感情はBちゃんに大きな影響を与える．そのため，母親が手術に対して前向きにとらえられるよう，術前訪問で手術に対する不安な思いを表出させるために手術室看護師が傾聴的な姿勢を示し，不安の内容を明らかにした．これにより，母親がBちゃんをどのように支援していくかを術前にイメージができたことが，手術当日にBちゃんを支援する上で大いに役立ち，Bちゃんは落ち着いて手術を受けることができたと考えられる．たとえ，同伴入室を行ったとしても，親がどのようにこどもを支援をしたらよいのかわからなければ，親自身も不安が増強し，親の気持ちや感情に敏感なこどもの不安はさらに増強することも考えられる．

　また，今回の事例では，母親の心理的危機の時期と，Bちゃんの心理的危機の時期が同じではないことが特徴的である．母親は，手術が大きな合併症もなく予定通り終わり，一般病棟へ戻るころには心理的危機は乗り越えている．しかし，術後3日目のBちゃんは術後の身体的苦痛と自分の置かれている状況の認識ができず，心理的危機を迎えていた．Bちゃんは，表情も乏しく発語も少ないという状態になり，自分でできていた食事も介助を行わないと食べないという退行行動もみられていた．この危機を乗り越えるための身体的苦痛の緩和とともに，絶対的な信頼関係にある母親が常にそばにいて，Bちゃんが精神的に落ち着ける環境を整えることが必要であった．

4. まとめ

　こどもが手術を受ける時，こどもへの心理的援助を始めると同時に，親の手術に対しての思いや感情，理解度を確認し，親に手術の具体的なイメージを持ってもらえるよう援助をしていく必要がある．これは，手術を受けるこどもへの心理的支援には，親の協力により，より良い効果が期待できるためである．そして，こどもの認知発達段階に合わせて，性格や特徴を考慮し，親とともに心理的援助が行えるように体制を整える．また，親とこどもでは心理的危機を迎える時期が異なるため，それを見極めて介入していかなくてはいけない．

　手術を受けた体験がこどもにとって辛い経験とならず，今後さまざまな困難に遭遇した時にそれらを跳ね返す力として生かせるような体験となるよう支援を行うことが，私たち周術期にかかわる医療者の役割である．

文献
1) 岡堂哲雄・他：患者ケアの臨床心理．医学書院，1989．
2) 石浦光世：子どもの成長・発達に特徴的な認知や発達課題をとらえたかかわり．小児看護，30(13)：1789-1796，2007．
3) 田中恭子：プレパレーションガイドブック．日総研，2006．
4) 澤田和美："Resilience" の小児看護への適応．臨床看護研究の進歩，11：20-29，2000．

第4章 事例から考える周術期患者の心理

3. 過去に手術経験がある患者
（前回の手術経験が及ぼす心理的影響）

1. 事例紹介

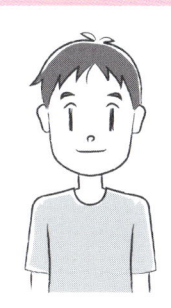

Cくん，10歳，男児
- **病　　名** 脳腫瘍
- **家族構成** 両親，姉と4人暮らし
- **キーパーソン** 母親

手術に至る経過▶

　Cくんは春頃から腰痛が出現し，1カ月ほど経過すると臀部や膝への痛みや頭痛も出現するようになった．その後，秋頃になると，ふらつきや軽い意識障害もみられるようになった．小児科を受診し検査したところ，脳実質の病変がみとめられたため，A病院脳神経外科へ紹介され入院した．

　入院後，化学療法と放射線療法を併用し治療した．その後，腫瘍摘出術を受けたが，頭痛や嘔吐，意識障害などの症状は増悪・寛解を繰り返した．しばらくして一度症状が落ち着いたが，脳内への転移がみつかり，再度手術を受けることになった．

術中・術後経過の概要▶

　手術体位：腹臥位　手術時間：8時間20分　出血量：70 mL
　術中：麻酔導入後，バイタルサインに異常なく順調に経過した．
　退室時のバイタルサイン：血圧116/60 mmHg，心拍数64回/分，直腸温36.4℃
　プレセデックス®（デクスメデトミジン塩酸塩）の持続投与で鎮静されたままICUへ入室した．
　術後1日目の状態：意識レベル　GCS＝E3 V5 M6, JCS＝0. 瞳孔径右3.00 mm・左3.00 mm，対光反射あり，瞳孔不同なし．収縮期血圧110 mmHg台，脈拍40～50回/分台，四肢麻痺・しびれなし，痙攣や嘔吐，疼痛なし．

2. 患者へのかかわり

1）術前のかかわり

状況：術前訪問前の電子カルテからの情報収集

　Cくんは一人で手術室に入る間際に意識が混濁していた中にありながら「だいじょうぶ？…治る？…」と不安そうに母親に聞いていた．手術室入室後，麻酔薬が投与され，入眠する直前に力の入りきらない細い声で「おかあさん…」と言い入眠していった．Cくんは前回までの手術について「一人で手術室に入って，中では手術台の周りに先生たちが並んでいたのがとても怖かった」と話していた．今回の手術の時には，前回の手術を受けた経験から，手術を受けることに対し，「いやだ，コワい！」と泣いて拒否した．また，母親に対して介助しようとする手を大きく払いのけることや暴言を吐くなど，八つ当たりをしていた．両親がCくんと話をした結果，Cくんは落ち着きを取り戻し，渋々納得し手術を受けることを決めた．

◇ 患者の心理の推察と具体的介入

　この頃は長い入院期間や繰り返す治療などによって精神的なストレスが蓄積したと思われる．Cくんは長引く入院生活の中でのストレスのはけ口を母親に向けつつも，ずっと付き添っている母親を頼りにしていた．

　手術室へ一人で入室した際の経験では，頼れる存在である母親との一時的な別離によって孤独感や不安が増したと思われた．そのため今回の手術では，Cくんにとってキーパーソンである母親との同伴入室を検討した．

状況：今回の手術に対するインフォームド・コンセントの場面

　今回の手術の2日前，Cくん自身に対し主治医より，新たな腫瘍が見つかり再度手術が必要であることが説明された．また，手術後は吐き気が増悪する可能性があること，細かい手先の作業が行いづらくなることも説明された．Cくんは医師の説明を「はい，はい」と返事しながら聞いていた．父親がCくんに「頑張れるか？」と聞くと大きく頷いた．また，母親が「ずっと具合悪かったけど，悪いところが見つかってよかったね．またがんばろうね」と話しかけると，Cくんは「うん」と頷き泣き始めた．しかし，その後すぐに涙を拭き取り，「あ～腫瘍があるからだったのかぁ…頭が痛かったのも，気持ち悪いのも，これか～って感じ」と，気丈にふるまっていた．

◇ 患者の心理の推察と具体的介入

　Cくんは，自身に辛い症状を引き起こす見えない正体（腫瘍）への憤りなど，本当なら泣き崩れてしまいたくなるような湧き起こる感情がありながらも，それをぐっと自身の内面に押し込んで我慢しているようであった．

　Cくんは新たな腫瘍の存在や再度手術を受けなければならないという医師からの説明により衝撃を受け，その感情を抑圧していたと思われる．しかし，その後すぐに問題の状況を再認知し，不快な感情を自他に表出しないようにふるまっていた．そのため看護師は，術前訪問でCくんがとったコーピング行動を理解し，Cくんの話に共感し，受容する態度で接することを計画した．

状況：術前訪問（病室での面談）

　病室を訪問すると，Cくんはベッドをやや起こした状態で臥床し母親と談笑していた．手術に

関する説明をするとCくんは表情をほとんど変えず淡々と聞いていた．Cくんのベッドサイドには同室の患児が来ていて，Cくんはカードゲームの話題で楽しそうに話していた．看護師がたずねると，Cくんは「（手術室は）なんだか怖い感じだったよ」と前回の手術のことを話した．

Cくんにお母さんにも手術室へ入ってもらったほうがよいかを尋ねると，「一人だと行きたくない，お母さんも一緒に入ってほしい」と希望した．

母親は「今回は麻酔がかかるまで私には一緒にいてほしいと言っています．手術室の中で先生方の声が怖いと子どもが話していたので，なるべくほかの所でして欲しいです」とCくんに不安を抱かせないようにしてほしいと要望した．そして，「実は前に受けた手術のときに担当した方が，"もう小学生だから一人でも大丈夫だよね"って言ったらしいです．でも子どもにとってはその一言がすごくグサッときたみたいで…．その方は気を遣ってかけて下さった言葉だったとは思いますけど…何回も色々な治療を受けてきたので，できるだけ嫌な思いをさせたくないんです」と話した．

◆ **患者の心理の推察と具体的介入**

過去のCくんの手術体験では，手術室の環境や手術前のスタッフの打ち合わせが，一人で入室したCくんの恐怖心を増強させていた．

私はまず，これまでの手術の際に，Cくんに恐怖感を抱かせてしまった手術室スタッフの言動・行動に配慮不足の点があったことを謝罪した．そして，手術室スタッフの言動や身振り，手術室内の医療機器類の配置などの環境によって恐怖心を抱かないよう配慮した対応をすることと，母親が同伴入室し麻酔で入眠するまで傍にいることができるようにすることを約束した．

術前訪問後，主治医と麻酔科医，担当看護師にCくんが手術室に怖い印象を抱いていることと，Cくんと母親の要望を伝え，手術室でのスタッフの話し声や動き，Cくんの周囲にいる位置を配慮するよう申し合わせた．

2) 術中のかかわり

状況：手術室入口での場面

Cくんは両親に付き添われ，病室から手術室入口まで車椅子で移動してきた．私たちは手術室入口で迎え入れた．父親は，車椅子に座っているCくんの目線に合わせ腰を低くし，テレビアニメの話題や「手術が終わったらまた元気になって家に帰ろう」などと言って励ましていた．Cくんは父親の言葉に頷きながら，呂律が回らない緩慢な口調で父親と会話していた．そして，父親とCくんは笑顔で別れCくんは母親と共に入室した．

◆ **患者の心理の推察と具体的介入**

Cくんの目線に合わせて話しかけている父親の姿からは，一人で手術を受けるわが子への励ましと，手術で良くなって欲しい，治ってほしいという父親の願いが伝わってきた．入室時の患者確認や病棟からの引き継ぎなどの時間を利用し，少しでも長い時間触れ合えるよう，父親の思いがCくんに伝わるよう，時間と場を設け見守った．Cくんは父親の言葉に真剣に頷きながら会話し，笑顔で手術室へ向かった．また，父親は自分の気持ち，願いを伝えられたという納得した表情で送り出していた．この時間は，父親にとって自分自身に「大丈夫だ」と言い聞かせ気持ちを整理する時間でもあり，Cくん自身が手術に向かう気持ちを新たに奮い立たせる時間でもあったと考える．

> 状況：手術室入室時 ▶

　母親は，スタッフからCくんの顔が見える位置に立ち，手を握るよう促されながら一緒に入室した．母親とCくんは顔を見ながら時折笑みを浮かべる様子がみられた．
　しかし，手術室に入ると母親は，自分自身が何をどのようにしたらよいのかわからない様子で，Cくんの手術台から離れた所に立ち，こわばった表情でモニター装着などの手術の準備を黙って見ていた．スタッフから，Cくんのそばで手を握るようにと声をかけられて，ようやくCくんの手を握り，一方の手で腕をさすりながら，「大丈夫だからね．心配ないからね」と緊張しながらもほほえみながら話しかけていた．Cくんは母親に照れを隠すかのように素っ気ない表情をしていたが，時折笑みを見せていた．
　スムーズに麻酔が導入され，母親も安心した表情で手術室を退室した．

◇ 患者の心理の推察と具体的介入

　母親にとっては初めて入る手術室であり，Cくん以上に緊張する様子がうかがえた．母親もさまざまな医療機器に囲まれた閉鎖的な空間の中で自分自身の役割を見失いそうになっているように思えた．そのため，入室時もその後もCくんのそばに立つように母親を誘導し，顔を見ながら手を握るよう促して，Cくんの不安を少しでも軽減させる役割を母親が果たせるように看護師は介入した．

◇ 患者の反応

　Cくんは以前手術を受けた時のように「おかあさん…」と口にすることはなく，笑みを浮かべリラックスした状況で準備を受け，スムーズに麻酔が導入された．母親も自分自身の役割を果たせたことに納得した様子だった．

3）術後のかかわり

> 状況：病室への術後訪問時 ▶

　術後5日目に訪室した．Cくんは術前訪問時と同様にベッド上で臥床し母親も在室していた．
　現在の気分をCくんに尋ねると活気がない口調で「何だか頭の中のもやもやみたいなのがなくなったような…何ていうかぁ…前（今回の手術前）は，あーこれかーって感じのものがあったけどね…」と答えた．今回手術室へ母親が同伴し入室したことについては，「やっぱり（手術室で）一人だと，知らない人たちがいて…，変な電球とかあったし，前に（手術室へ）行った時よりはお母さんも一緒で良かった…いつの間にか眠っていた」と答えた．Cくんとの面談が終わるときには「眠っていたからわからなかったけど…へぇ〜そういうことやっていたんだ（術中体位のこと）…そうなの？　ずっと手術中いてくれたの？　それは"あ・り・が・と・う"」と少しおどけたように話した．
　母親は「今回は一緒に（手術室の中へ）入って麻酔で眠るまでいることができたから…本人も落ち着いていたみたいですし，みなさんに配慮してもらえて良かったです」と言った．
　面談を終え退室する際，母親は「まだまだ頑張ります」と自分自身を奮起させるように言った．

◇ 患者の反応

　前回までの手術のときに感じた手術室の環境やスタッフからの恐怖心，母親との一時的な別離による孤独感や不安を思わせるような言動・表情はなかった．事前にスタッフ間で話し声や動きなどについて申し合わせて配慮したことや母親の同伴入室によって，Cくんは安寧を得て麻酔入

眠できたようである．

　母親の表情は術前訪問時よりも穏やかに見えた．母親の同伴入室はＣくんにとって安心して手術を受けられたことだけでなく，母親のわが子を支える意欲につながり，双方にとってよい結果であったと評価できた．

3．事例から考える手術を受ける患者・家族の心理

　Ｃくんは，治療が終わってもすぐ再発し，化学療法・放射線療法・手術療法を繰り返してきた．いつまで治療が続くのか見通しが立たないことや前回の手術をもって病状が改善しなかったことにより不安や不満・怒りなどを生じていた．そして，前回手術時に頼れる存在である母親と離れて一人で閉鎖的な環境である手術室に入ったことにより手術室への不安が大きくなった．また，過去の経験から手術室の医療スタッフの姿や話し声，医療機器によっても手術への恐怖のイメージを強くしていた．

　1回目の手術時に医療スタッフが発した「もう小学生だから大丈夫だよね」という一言は，医療スタッフにとっては，エリクソンの発達段階から考え，親への依存・同一化が弱くなるという学童期の発達課題から患者の不安や緊張・恐怖感を和らげ，気を紛らわすための言葉であったと思われる．しかし，Ｃくんにとっては心理的な危機に対し自己解決させようとする強制力を暗黙のうちに働かせる言葉となっていた．このように過去の手術経験がもたらした恐怖や孤独といった負の感情の記憶は，情緒的に不均衡となって危機を助長させ，再び手術を受ける際に大きな心理的圧力となる．

　一方で，Ｃくんの両親は，Ｃくんの予後が悪いことを宣告されていた．残されている時間に限りがあることを認識しながらも，もしかすると今回の手術を受けることで治るかもしれない，そうであってほしいという希望・期待を抱いていた．その反面，わが子に繰り返し我慢を強いてきたこと，治療をさらに受けさせることへの苦痛と，これ以上つらい思いをさせたくないという感情を抱いていた．このように過去に手術を受けた経験のある患者の家族は，手術を受けることへの期待と苦痛というアンビヴァレンスな心理状態にある．

　手術に向かうわが子に対して，母親は手術スタッフへの要望と同伴入室を希望した．これは前回手術時にＣくんに付き添うことができず，つらい思いをさせてしまったという自責の念が，親としてできることを考えた結果であると思われる．手術に送り出す親の心理として，手術を安心して受けることができるように子どもを医療スタッフだけに任せるのではなく，親自身もかかわり続けることで，親としての役割を果たしたいという気持ちが働くと思われる．

　術後訪問時にＣくんの母親が言った「まだまだ頑張ります」という言葉は，わが子が安心して手術を受けられたことに対して親の役割を果たせたという満足感が，前回の手術時に付き添わず不安を感じさせてしまったという自責の念や心理的な危機を回避し，再び治療に向き合えるという気持ちにさせたと考える．

　Ｃくんの母親のように，手術に向かうわが子に親としてどのようにかかわれたかは，子どもとともに手術後の治療に向き合うときの気持ちに大きく影響すると考える．

4. まとめ

　以前受けた手術の際に感じた恐怖や孤独・不安の記憶は再び手術を受ける際の"脅威"となりやすい．術前訪問やカルテからの情報収集，医師や病棟看護師などと情報を共有し，発達段階や理解力，用いているコーピング様式を理解し認知的評価の方向付けの経緯を把握することが大切である．

　術前はこれまでの手術経験をもとに，どのような要望を抱いているか確認する．過去の手術経験での印象は術前訪問の手術室看護師に対しても同様に抱く可能性がある．患者と家族のそれまでの意思決定の過程にあった思いに共感を示し，受容と支持の面接技法や緊張を和らげるためのタッチングを用いるなどであたたかく接し，患者が思いを表出しやすい雰囲気づくりをすることが大切である．また，患者が小児である場合は発達段階に応じた面接技法で緊張を解き，思いを表出できるようにかかわる．

　術中においては，手術経験があるからといって必ずしも手術室の環境に慣れているわけではない．手術経験があるからこそ，前回の手術経験で受けた印象によっては，周囲の環境に敏感に反応しやすい．前回の手術経験において負の感情を抱いていればなおさら拒否感が強い．そのため，不必要な発声や患者の視線を無視したスタッフの動線の物の配置を避けるなど，人的・物的な環境への配慮が大切である．孤独や無力感は心的外傷（PTSD；post traumatic stress disorder）の重要な発生要件とされている．親との一時的な別離や医療者の言動がもたらす孤独，親が子どものためにしてあげることができないときに生じる無力感を回避するよう働きかける．

　とくに小児の手術においては，親との同伴入室が好ましい．しかし，同伴した親は，不慣れな手術室という環境でどう振る舞えばよいかということがわからなくなり，動揺しやすい．そのため，看護師は親として子どもに安心を与える役割が果たせるよう，患児に触れることができる位置に立つように促すなどの配慮が必要である．術後は術前からのかかわりの評価として，母親の同伴入室によって本人と母親が安心できていたかを確認することや，母親が親としての役割を果たすことができたか，母親が子どもに対して行ったケアに対し満足できているかを確認し，次の治療への意欲につなげることが必要である．また，今回の手術で新たな負の感情を生じてないかどうかも確認し，手術を終えた現在の思いを表出できるようなかかわりが大切である．

　年齢や過去の手術経験のみで判断することなく，これまで経験したことをどのように感じてきたかを捉えるよう努力し，対象の個別性を尊重したかかわりで，患者にかかる心理的な負担を軽減するよう患者の気持ちに寄り添うことが求められる．

　手術室看護師は，患者と家族が共に手術を乗り越えるための伴走者である．常に患者とその家族の思いに寄り添っているかを自問し続けなければならない．

文献

1) 岡堂哲雄，浅川明子：病児の心理と看護．pp.224-228，中央法規出版，1985．
2) 河野友信：手術患者と不安．p.47，真興交易医書出版部，2000．
3) 岩崎美和：発達段階に基づいた手術を受ける子どもの特徴．小児看護，32（11）：1434-1437，2009．
4) 勝田仁美：学童期の子どもの成長・発達と看護．中野綾美編，小児の発達と看護．第3版，pp.120-123，メディカ出版，2010．
5) 日沼千尋：手術を受ける子どもの家族への看護．中野綾美編，小児の発達と看護．第3版，pp.249-250，メディカ出版，2010．

6) 塩飽 仁:エリクソン.日本小児看護学会監修・編集,小児看護事典.p.80,へるす出版,2007.
7) 岡田洋子・他:小児看護学.第2版,pp.48-52,医歯薬出版,2010.
8) 鈴木千衣:小児看護現場の心理学.志賀令明編,人間理解の心理学.pp.143-146,新曜社,2012.
9) 小島操子:看護における危機理論・危機介入.改訂第2版,pp.46-91,金芳堂,2008.
10) 岡堂哲雄,鈴木志津枝:危機的患者の心理と看護.pp.120-142,中央法規出版,1987.
11) 藤井志のぶ・他:小児手術時に同伴入室する親の気持ち.日本看護学会論文集・成人看護Ⅰ,(38):133-135,2008.
12) 鎌倉やよい・他:周術期の臨床判断を磨く.pp.131-145,医学書院,2008.
13) J. L. ハーマン:治療的関係とは.中井久夫訳,心的外傷と回復.増補版,pp.205-240,みすず書房,1999.
14) 中濃浩子,小林美智子:病気や治療による子どものトラウマ症状とその対応.病気を抱えた子どもと家族の心のケア.pp.86-93,日本小児医事出版社,2007.
15) 小村三千代.小児をめぐる看護現象入門.p.50,ライフサポート社,2009.
16) P. Benner, et al:Clinical Wisdom and Interventions In Acute and Critical Care A Thinking-In-Action Approach. 2nd ed. Springer Publishing Company, 2011. /井上智子監訳:ベナー看護ケアの臨床知 行動しつつ考えること.第2版,pp.448-456,医学書院,2012.

第4章 事例から考える周術期患者の心理

4. 高齢で手術を受ける患者

1. 事例紹介

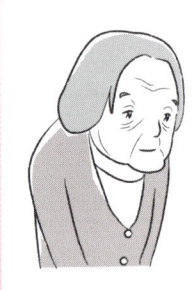

Dさん，80代，女性

病　　名 ● 幽門側胃がん（STAGE Ⅱ）
術　　式 ● 腹腔鏡下での幽門側胃切除術
家族構成 ● 30年前に夫と死別．60代の次男と2人暮らし．現在は無職であるが，以前は小学校の教諭であった．同居の次男は，精神障害のため一人での生活は困難であり，Dさんが身の回りの面倒を見ている．Dさんは医療・介護保険のサービスは受けていない．
キーパーソン ● 長男．近県に在住しているが，家族や仕事の関係で頻繁に行き来することはない．

手術に至る経過 ▶

Dさんは，半年前から食後の不快感を覚え，徐々に十分な食事摂取ができなくなり体重の減少をみとめた．病院を受診した所，幽門側胃がんと診断された．高齢であることや家族背景を考慮し，腹腔鏡下での幽門側胃切除術が予定されている．

既往に高血圧があり，内服治療中である．イレウス解除術，5年前に左膝人工関節置換術を受けた経験がある．腰椎圧迫骨折後，腰痛をみとめているが保存的に経過をみている．N-ADL（N式老年者用日常生活動作能力評価尺度）[注]では境界型であり，今のところADLは自立しているが，今後は困難となる可能性がある．

最近，ひどい物忘れの自覚がある．HDS-R（改訂長谷川式簡易知能評価スケール），MMSE（ミニメンタルステート検査）で軽度認知症の判定である．

術中・術後経過の概要 ▶

手術体位：仰臥位（開脚位）　手術時間：4時間05分　出血量50 mL

麻酔は全身麻酔と硬膜外麻酔の併用．イレウス手術の既往があり，腹腔内は癒着がみられ，剥離にやや時間を要した．出血は少量で，輸血の使用はなし．麻酔・手術に伴う合併症はなかった．

術後，集中治療室に1泊し，手術翌日に病棟に移動した．術後，創部感染やイレウス，通過障害などは起こらず，食事摂取も徐々に進み，術後11日で自宅に退院となった．

[注]老年者，認知症患者の日常生活における日常生活動作能力を総合的に捉える行動評価尺度．

2. 患者へのかかわり

1）術前のかかわり

状況：術前訪問前の電子カルテからの情報収集

　Dさんが以前受けた左膝人工骨頭置換術（TKA）の麻酔記録とICUの記録から，術後に疼痛が強く悪心に苦しめられたことがわかった．術後せん妄状態となり，末梢ルートや動脈圧ラインを自己抜去し，抑制が行われたことも把握できた．

　胃がんによる食思不振，体重減少などの症状が現れており，栄養管理目的で手術予定日より2週間前に入院している．Dさんは，入院後の治療方針，手術や麻酔に関する説明を淡々と受け止めており，特に何かを質問することはない．病棟看護師の術前オリエンテーションに対しても，「大丈夫，わかっています」「不安？特にないねぇ」と話し，自ら質問をすることはない．

　かかりつけ医の診療録からDさんが，一人での生活が困難な精神障害のある次男と同居していること，自分の入院期間中の次男の世話について心配していることがうかがえた．しかし，入院後は医療者に家庭環境を相談することはなく，「一日も早く治して，家に帰って次男の面倒をみなければ」と話すのみである．

◆ **患者の心理の推察と具体的介入**

　Dさんは，胃がんによる食思不振により，体重減少と体力の低下がみられており，日常生活においてひどい物忘れを自覚している．また，体力・認知機能の低下を自覚しているため，次男の世話を自分がいつまでできるのか，漠然とした不安を抱えていると推察できる．Dさんは，自分の入院中，次男の世話ができないことに対して大きな不安を抱え込んでいると思われたが，医療者へそれを語ることはしない．それは，長年精神疾患を患っている次男の面倒を一人でみてきたという自負があるため，自分のこと（次男の面倒）は自分でやる，入院中，次男の面倒を他人に任せることで人に迷惑をかけたくないと考えていると推察できた．

　予定より早めに入院できたため，術前訪問を手術日の10日前に行った．記録から把握した情報からは，解決すべき問題が多く，それを他部門と連携して対応する必要があるため，時間的余裕が必要と考えたからである．

　また，自分の疾患や手術に関して多くを語らないDさんであるが，前回の手術後，疼痛コントロールが十分でなく，吐き気にも苦しめられている．せん妄状態にあったとき，ICUで受けた身体抑制に対してどのように思っているのかなど，前回の治療・手術・療養過程の受け止め方を把握することが大切と考えた．境界型の認知症もあり，Dさんが十分に思いを表出できていないことで，医療者側も思いを把握しきれていないという印象を受けた．そこで手術室看護師は，術前訪問では思いを表出できる関係を構築すること，Dさんの不安を察知することに焦点を合わせて介入することにした．

状況：術前訪問1回目

　病室を訪問すると，Dさんは「手術は前にも受けているから大丈夫」「心配なんてない」と話すのみであった．会話は成立し，認知機能にも特に問題はなかったが，Dさんから看護師に話しかけることはなく，沈黙が続く状況であった．Dさんの枕元に次男との写真が飾られているのに気付き「素敵な写真ですね」と話しかけると，Dさんの表情が途端に和らいだ．写真のエピソード

を尋ねると，無口な印象であったDさんが生き生きと次男との生活について語り始めた．「自分ももうろくしているけれど，あの子は面倒みてくれる人がいないから自分がしっかりしていないとね」「長男は自分の生活があるから迷惑はかけられない」と話し，一番の心配は次男の生活を支える人間がいないことだという．Dさんの入院中の次男のサポートについて尋ねると，「近所の人が気にかけてくれているし，何とかスーパーに買い物には一人で行けそう．でも，お金の管理はできないと思う」と話す．「私がいなくなったらあの子はおしまい．病気なんかになっている暇はないのに」と涙ぐむ姿も見られた．

◆ 患者の心理の推察と具体的介入

　Dさんは長年，精神疾患を患う次男の世話を一人でみてきたという自負があり，次男の介護に生き甲斐を感じていたと考えられる．また，自立心が強く家族にさえも迷惑をかけたくないと考えており，一人で問題を抱え込んでいることが確認できた．大きな不安を抱いているが，それは相談する相手やきっかけがなかったことが原因であると考えられた．

　そのようなDさんに，ただ社会資源の導入を勧めても受け入れられないと考えた．そのため，語り始めたDさんの思いを十分に受けとめ，傾聴することに努めた．その過程を経て，信頼関係が築かれた上で，介入を試みることにした．

◆ 患者の反応

　次男の生活について不安な思いを打ち明けた後，「こんなに人に気持ちをしゃべったのは初めて．病院の人に言っても無駄と思っていたし」と晴れやかな表情をしていた．今後について「役場からうるさく言われていたように，これからは何かしらの援助を受けないとやっていけないね．意地張っていても始まらない」とDさんは自ら話し，社会資源の導入への前向きな姿勢がみられた．

　面談の際に，周辺の観察やDさんの興味のある話題を探したこと，Dさんが語ることを遮らずに傾聴し続けた姿勢が，Dさんとの信頼関係の構築や思いの表出に効果的であったと評価できた．

状況：術前訪問2回目

　前回の訪問で把握した，次男の生活への援助について，外科医，麻酔科医，病棟看護師，ソーシャルワーカー，ICU看護師に働きかけ，話し合いの場を設けた．ソーシャルワーカーの介入によりキーパーソンである長男夫婦との面談が実現し，次男への訪問看護とホームヘルパーの導入が決まりサービスが開始された．

　その後，手術3日前に，再びDさんのもとを訪問した．

　「この間はありがとう．皆が良くしてくれてね」「次男は大丈夫よ，安心」と，Dさんはにこやかに迎え入れてくれた．

　再度Dさんに対して麻酔方法や入室から麻酔導入までの流れを説明すると，「前の手術は苦しかった」「もうあんな思いはしたくない」と，前回手術後の疼痛や吐き気について話した．「歳のせいかね，手術の後おかしくなって暴れるもんだからベッドに縛り付けられた．その悔しさや恥ずかしさは覚えている．今回もそうなるのは嫌だ」とせん妄の記憶があることや身体抑制が精神的苦痛であったことを語った．「手術が近づくと怖くなってきた．子どものことで気を張っていた時はそうは思わなかったけれど…」「がんで死ぬんじゃないかって，このまま目が覚めないんじゃないかって思うと怖いんだよ」と表情を曇らせた．

◇ 患者の心理の推察と具体的介入

　Dさんは前回受けた手術で，術後疼痛や吐き気という苦痛を味わっている．また，術後にせん妄状態となりICUで身体抑制が行われた際の記憶があり，「今回も苦しかったり，縛られたりするのではないか」と不安に感じている．前回，苦痛症状のコントロール，合併症予防が十分でなかったことが推察された．抑制に関しても，術前に十分な説明と，Dさんが説明した内容をきちんと理解しているかについて確認不足であったことが考えられた．

　次男の心配をしている間はそのことに集中しており，他のことを不安と感じる余地がなかったと考えられる．一方，次男の世話に集中することで，死の恐怖から逃避していたとも考えられる．次男への不安が一段落した後，Dさんの意識が自分の身体の状態や疾患，手術や術後の状態に向けられ，逃避していた死への恐怖や不安に直面している状況であると推察した．

　苦痛の緩和に関して，今回は麻酔科医と事前に話し合い，硬膜外麻酔使用中の制吐剤の使用，嘔気を惹起しない麻酔薬・方法を選択していることを説明した．鎮痛剤はポンプを使用して自己調節できること，ポンプの使用方法や効果的な使い方を実物を見せながら説明した．術前から病棟看護師と協力して，術後合併症が起こらないように注意し，手術中は常に手術室看護師が傍に付き添って看護することを伝えた．

　ICUで受けた抑制に対しては，Dさんに精神的苦痛を与えた対応を謝罪し，手術後はせん妄になりやすいこと，せん妄になる要因やせん妄の症状を説明した．せん妄を引き起こさないように，医療者全員で予防することを伝え，それでも身体の安全が図れなかった場合にのみ最小限で抑制を施行することを外科医から説明してもらった．長男夫婦にも同様に説明し，術後に付き添いを依頼して，抑制を行わずにすむ方法をDさんと共に話し合い，患者・家族の同意を得ることができた．

　Dさんが自分の体を心配し，死への恐怖や不安を持っていることを，医療者が十分に理解したことを伝えた．その恐怖や不安は何らおかしいものではなく，抱いて当然のものであり，一人で抱え込まないでほしいことも伝えた．手術室看護師は，術前も医師や病棟看護師と協力してDさんをみていること，手術中は誰よりも近くに寄り添い，Dさんを支援する姿勢を示した．

◇ 患者の反応

　Dさんは医学的な内容に関しては「難しいことはよくわからないけれど…」と戸惑う様子がみられたり，内容を忘れてしまい何度も同じことを尋ねることがあったが，鎮痛に用いるポンプを実際に見せて操作すること，何度も丁寧に説明を繰り返すことで興味を示し理解につながった．長男の治療への協力の促しや参加は，「やっぱり長男が話を聞いてくれると安心」と話し，Dさんにとって大きな安心につながったと考えられる．死の恐怖や不安に直面するDさんに対し，皆で支えている姿勢で接したことは，「そばにいてくれるのね．なんだか頑張れそうな気がします」と前向きな発言を引き出し，Dさんの孤独感や不安の解消に役立ったのではないかと考える．

2）術中のかかわり

　状況：入室時～麻酔導入 ▶

　手術当日は，長男が仕事の調整をつけて付き添ってくれた．また，Dさんの希望により次男も入室を見守ることになった．次男は歩行入室するDさんと手をつないで入室し，ホールで別れる際に「僕，平気．お母さん，元気で戻ってきて」とDさんに話しかけていた．Dさんは涙ぐみ

ながら,「ありがとう,頑張るから待ってて」と笑顔を浮かべて手術室に入室した.

麻酔導入前,「いままで,息子は私が面倒みていると思っていたけれど,気がついたら私が(次男に)心配されていたよ」「この手術は良い機会だった.これからは自分をいたわらないとね」と話し,マスクを当てて酸素投与を開始する前には「○○(看護師)さん,先生,いろいろありがとう」「信じて頑張るよ」と言い,落ち着いた表情で入眠した.

◆ **患者の心理の推察と具体的介入**

術前のさまざまな関係調整により,キーパーソンである長男との連携がとれ,気がかりであった次男の生活が社会資源の導入により保障されたことで,Dさんは自分の療養に集中し手術の日を迎えられたと考える.次男の入室時の付き添いは,社会資源を導入した結果実現したことであり,他部門・多職種が連携して援助した成果といえる.手術室看護師の気づきと他の専門職へのコンサルテーションが効果的であったと評価できる.

◆ **患者・家族の反応**

手術室看護師はDさんのみならず,長男や次男の置かれている状況や思いを推察しながら,穏やかな気持ちで入室できるように,入室ホールの一角に椅子を設置し家族との時間を持てるように工夫した.

Dさんは,入院当初,次男の面倒をみるものがいないことへの不安があったが,医療者の積極的なかかわりにより,その問題が解決された後は,隠されていた自分の身体に対する不安を表現でき,さまざまな人に援助されているという安心感を持って手術を受けることができたと考える.

長男は「僕にとってもよい機会だった.これからは母親と弟のことを考えていきます」と話し,家族を支えようという前向きな姿勢がうかがえた.ソーシャルワーカーからは,今回のDさんの手術で,次男が母親のために少しでも何かをやろうとする意欲がみられるようになったと報告があり,術後のDさんを支援する上で,家族の協力体制が構築されていることを確認できた.

3) 術後のかかわり

状況:術後訪問

術後2日目と5日目に訪問した.術後は合併症も起こらず,心配されていた環境の変化や手術侵襲によるせん妄も起きなかった.ICU入室中に訪問した際は,「手術が終わった時に声をかけてくれたでしょ,ちゃんと覚えてるわよ」「前と違ってお布団がとても温かくて,気持ちがよかった」「痛みもよくなったみたい,大丈夫,あなたのこと,ちゃんとわかるわよ」と,痛みがなく,意識も記憶もはっきりしていると話してくれた.

病棟に移動してからは離床も進み,日々回復している実感を噛みしめていると話してくれた.「長男とも今後のことを話し合えたし,いろいろな支援を受けて次男との生活が続けられそうなので,手術して良かった.人に甘えることも大事よね」とDさんは話した.そして「自分のことを考える余裕ができてから,はじめて死ぬことが怖いと思ったけれど,私をわかっている看護師さんがそばにいてくれたから取り乱さずにすみました.一番辛い時にそばにいてくれてありがとう」と言った.

◆ **患者の心理の推察と具体的介入**

前回の手術後にDさんを苦しめた吐き気などの身体的苦痛と,せん妄に伴うルート抜去やベッドからの転落の危険対策として行われた身体抑制による精神的苦痛に対して,Dさんの思いをあ

りのまま聴けるようなかかわりをもてたことが，不安や不満を軽減することにつながったと考える．手術室看護師が術前訪問で情報を得て，その原因をアセスメントして病棟やICU看護師とカンファレンスを行い，それぞれの立場でできる対応策を出しあった．そしてDさんに十分に説明を行い，医療者が統一した態度で接することができたため，Dさんはどの治療の場にいても自分が理解され見守られているという安心感を持てたのではないか．

　回復期になり，Dさんが周囲のことを考えられる状態になった時も，術前からDさんを支える家族の関係を調整したことで，次男やこれからの生活への不安を和らげ，やっていけるという自信を持てたと評価できる．

　手術室看護師は，病棟看護師に比べて患者と直接かかわる場面は少ないが，Dさんの言葉にもあるように，患者が最も辛く心細い時に誰よりも近くにいることができる．身体的問題だけでなく，Dさん自身や取り巻く環境の全てを積極的に理解し，Dさんを中心にしたかかわりを行ったことが，Dさんの不安を緩和したと評価できた．

3. 事例から考える手術を受ける高齢者や支える家族の心理

　Dさんは高齢であり軽度の認知症を患っているが，精神障害の次男の面倒をみざるを得ない状況にあった．長男や他者への遠慮もあり，援助を受けずにいて，次男の世話に対して不安を抱えていた．訴えの少なかったDさんの心に寄り添うことができたのは，何を一番大切にしているのかを推察し，次男との写真を会話のきっかけにして信頼関係を構築できたからだと考える．Dさんの不安が家族関係にあることを把握し，Dさんや長男とともに社会資源の導入を考えたことが重要であった．高齢者の手術に欠かせないのが患者を支える家族の協力であり，Dさんのケースではキーパーソンである長男の協力を得られたことがDさんの不安軽減につながったのではないだろうか．

　家族間の不安が解決した後，Dさんの隠されていた病気や死への不安が明らかになった．また，既往手術の記録からDさんの苦痛や不安を推察してかかわり，疼痛や吐き気，せん妄症状とその時にされた身体抑制が苦痛であり，また同じことが起きるのではという不安につながっていることがわかった．Dさんの場合は術前の全身管理のため，手術日まで日程に余裕のある入院であったが，その期間が短い場合でも入院歴，手術歴から多くの情報を得ることができる．手術室看護師には，手術前に情報をいかに収集し，患者にどのような問題が潜んでいるか推測する能力が求められる．

　「病院の人に言っても無駄」と諦めていたDさんが，医療スタッフのかかわりの結果，「いろいろな人（医療者やスタッフ）がよくしてくれた」と感じることができたのは，訴えに対して真摯に対応したからであると考える．手術室看護師の察知した家族関係調整や社会資源の不足は，手術室看護師だけでは解決できない．医師，病棟看護師，地域連携室のケースワーカーに働きかけて，連携しながらDさんと向き合ったことが重要なポイントになったと考える．鈴木らが指摘するように，高齢者の抱える問題は，複雑で多くの要因を含んでいる[1]．手術室看護師は手術に関することのみならず，術後に患者のたどる療養過程や地域での生活を理解し，多職種と連携する能力が必要である．

4. まとめ

　手術室看護師は，高齢者の身体的・精神的特性を理解して援助を行うのみならず，手術を受ける高齢者を支える家族の協力が不可欠であるため，家族環境を十分に把握する必要がある．

　手術を受ける高齢者はいろいろなことを感じていても話さなかったり，反対に，「この齢まで生きたのでもう十分」のように話したり，時に家族に対しても負い目を感じていたりすることもある．認知機能に問題がなくても，また認知症であっても，高齢者が抱く不安や恐れを理解し，同様に家族の不安を取り除いていけるように，他部門と連携してその関係を調整し，心身ともに支援することが重要である．

文献

1) 鈴木みずえ：身体的治療を受ける認知症高齢者に対応する際に知っておくべきこと．鈴木みずえ編，急性期病院で治療を受ける認知症高齢者のケア　入院時から退院後の地域連携まで．pp.2-11，日本看護協会出版会，2013．
2) 鈴木弥生：消化管穿孔術後に重度のせん妄を発症した高齢患者．鈴木みずえ編，急性期病院で治療を受ける認知症高齢者のケア　入院時から退院後の地域連携まで．pp.189-199，日本看護協会出版会，2013．
3) 佐々木久美子：手術を受ける高齢者の看護．草柳かほる，久保田由美子，峯川美弥子編，手術室看護　術前術後をつなげる術中看護．pp.206-227，医歯薬出版，2011．
4) 竹内登美子，志賀由美：術後せん妄と看護．竹内登美子編，講義から実習へ　高齢者と成人の周手術期看護　術中/術後の生体反応と急性期看護．pp.145-153，医歯薬出版，2012．
5) 西川幸喜：高齢者の術後合併症　高齢者の術後せん妄．山蔭道明編，日常診療に役立つ高齢者の周術期管理．pp.96-105，真興交易医書出版部，2007．

第4章 事例から考える周術期患者の心理

5. がん宣告を受けた患者

1. 事例紹介

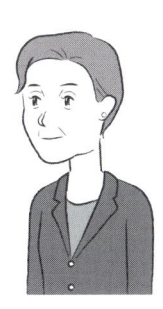

Eさん，50代，女性
病　　名● 乳がん
術　　式● 乳房切除術＋腋窩リンパ節郭清術（予定）
家族構成● 現在は夫と2人暮らし．息子2人は結婚して独立している
キーパーソン● 夫
既 往 歴● 特になし
職　　業● 会社役員

手術に至る経過

3カ月前から乳房のしこりに気づき，近医を受診したところ，乳がんと診断された．セカンドオピニオンのため，車で1時間離れた専門病院を受診し，治療することになった．

腫瘍の大きさは5cm，T3N1M0　Stage ⅢAであり，腋窩リンパ節に転移があった．術前化学療法を行った．その結果，乳房腫瘍は著明に縮小し，当初の予定術式であった乳房切除術＋腋窩リンパ節郭清術は，乳房温存術（乳房部分切除）＋腋窩リンパ節郭清術に変更されることになった．

術中・術後経過の概要

手術時間：2時間40分　出血量：40g.
術中：気管挿管はスムーズであり，術中のバイタルサインも安定していた．
退室時のバイタルサイン：血圧108/60mmHg，心拍数62回/分，体温36.8℃
回復室での状況：創部痛の訴えなし，腋窩ドレーンからの排液量は少量，主治医は「予定通りの手術でした」と伝えた．
術後の経過：術後5日目ドレーン抜去．発熱や創部異常もなく術後6日目で退院した．

2. 患者へのかかわり

1）術前のかかわり

> **状況：術前訪問前の電子カルテからの情報収集（外来診察）**

　Eさんの術前化学療法は順調に進み，手術予定日が近づくにつれ，外来診察時に「乳房を切除してしまうのはさびしい」という言葉があった．主治医からは「再建という手段もある」「進行度を考慮すると術後の放射線療法も必要である」「今回は切除のみとなる」「希望があれば二期再建を考えていこう」と説明されていた．次の外来では「再発するのは嫌なのでしっかり取ってほしい」「でも乳房がなくなるのはさびしい」と言っていた．さらに次の外来では「落ち着いたら再建と思うが迷う」と乳房温存の希望が強いことが記録されていた．結局，術前の検査の結果，病変は縮小しており，乳輪乳頭を含む部分切除であれば可能となった．
　自宅から病院までの距離が遠いために外来診察には毎回，夫が車で送迎していた．

◆ **患者の心理の推察と具体的介入**

　Eさんは，がんと宣告されたときは，「あとどのくらい生きられるのだろうか，なぜ私ががんになるのだろうか，なぜ私ばかりに不幸なことが起こるのだろうか」などというような衝撃を受けたと思われる．しかし，家族のサポートや仕事を続けたいという気持ちがあったため，それらの状況を乗り越え適応し，がん治療に向かった．術前には，吐き気や倦怠感，脱毛などの身体症状を伴う化学療法を行ってきた．しかし，乳房切除に伴うボディイメージの変化に大きな不安があり，外来診察を重ねる度に乳房を温存したいという気持ちが強くなっていった経緯を読み取ることができる．

　Eさんにとって夫は，これまでの人生や今後の人生を共にする存在である．夫が外来診察時に常に傍にいて一緒に話を聞き，相談できたことは，Eさんの心の支えになっていたと思われる．また，夫も妻にがん専門の病院で治療を受けさせたいと考え，車で送迎するという行動をとったのは，妻と共にがんを克服したいという気持ちの表れだったと考える．

> **状況：電子カルテからの情報収集（入院後）**

　Eさんは手術2日前に夫に付き添われて入院した．入院当日「今まで家族もこういう経験がないから不安です．わからないことが出てきたら教えてください」と訴えた．表情は柔らかく，笑顔も見せながら話していた．手術前日の術前オリエンテーションの時には，「何もかもがわからなくて，何が不安なことなのかもわからなくて…．何か知っておいたほうがいいことありますか？」「昨日はよく眠れたけど，今日はどうかしら」と言い，就寝時には不安を訴える様子が記録されていた．

◆ **患者の心理の推察と具体的介入**

　化学療法を終え入院し，がん治療の受け入れはできているが，手術のイメージができず漠然とした不安があると思われた．そのため術前訪問では不安の軽減のためにゆっくりと話を聞ける環境や時間を確保することが必要であると考えた．
　Eさんの治療経過から推測すると化学療法の副作用がある時期である．特に脱毛は回復に時間を要するため，現在も髪が少ない状態であり，周りへの羞恥心があるのではないだろうかと考えた．さらに治療薬パクリタキセルの副作用により，手足のしびれ感などの末梢神経障害が起こる

ことがあるため，患者から自覚症状の有無についても確認する必要があった．

　また，術後には放射線療法が計画されているため，外来通院を繰り返す必要があること，さらに腋窩リンパ節郭清を行うことで，リンパ浮腫ができたり力が入りにくくなるなどの症状が出現するおそれがあるため，術後の生活に対して不安を持っているかもしれない．また仕事に復帰できるかという不安があるのではないか，退院後は治療に専念できる環境であるかなど，心理面への援助のために十分な情報収集を行った．

状況：術前訪問 ▶

　手術前日に，外回り看護を担当する手術室看護師が術前訪問を行った．実施時間は30分程度であった．Eさんの病室は4人部屋で，訪室時は患者同士で楽しそうに話をしていた．手術当日に担当する手術室看護師であることを説明し，面談場所を変えることを提案したが「ここで良いよ」と椅子を勧められた．

◆ 患者の心理の推察と具体的介入

　Eさんが椅子を勧めた行動は，話を聞く態勢であること，手術室看護師を受け入れたこと，手術を受ける心の準備はできていると考えられた．

　はじめに，心理状態を確認するために「今，不安や困っていることはないですか？」と声をかけた．入室方法や麻酔導入し，手術を行い麻酔覚醒して病棟へ戻るという一連の流れを一方的に説明するという業務的なものではなく，患者の思いを表出してもらうように努めた．

　Eさんが自分の気持ちを十分話せたと思われるタイミングでパンフレットを用いて手術室の説明を行った．説明中も，化学療法を乗り越えてきたことに寄り添う気持ちを示しながら，身体的な症状である手や足の指先の痺れなどの末梢神経障害がないことを確認した．Eさんは脱毛があり，そのことを気にしてニット帽をかぶっていると話していたので，手術当日もそれを着用して手術室に行けることを説明した．その他，麻酔についての心配ごと，準備物品で不明な点がないかなどを確認し，手術中はずっとそばにいることを伝え，術前訪問を終了した．

◆ 患者の反応

　Eさんは視線を落としながら，遠慮がちに「手術を受けることは決めたけど，胸の形がどのように変わるのかしら，乳頭も切除すると言われているしね」「人工乳頭の話も聞いたけど，本物のようにみえるのかしらね，イメージができなくて」「仕事にも戻らないといけないし」と胸の形が変化することや乳頭が残らないことに関するやりきれない思いを話された．その気持ちに寄り添いながらしばらく話を聞いた後，術後にもゆっくり相談できる窓口があることを伝えると，「そうね，まずは手術を受けてからだよね」と言われた．病棟看護師には面談の内容を伝え，継続的にかかわるように依頼した．

2）術中のかかわり

状況：病棟〜手術室まで ▶

　手術当日の夜間は眠れたこと，緊張の面持ちではあるが，具体的な不安や質問はなかったという病棟の看護記録を確認した．手術室へは，手術室看護師が病棟まで出向き，患者と家族と共に入室することになっていた．手術室看護師が病室に行き，患者と家族に挨拶すると，Eさんは笑顔で「いよいよだね」と答えた．

出棟するための患者認証を進めた．病室を出る際に同室の患者から「大丈夫だから，待っているよ」と声をかけられ笑顔を見せていた．病室の廊下を歩く際の足取りはしっかりとしていた．

◇ 患者の心理の推察と具体的介入

手術室看護師は，緊張や雰囲気を和らげるため，表情がよく見えるように帽子とマスクを外して，笑顔で挨拶した．術前夜間の記録やEさんの笑顔の表情から精神的に落ち着いていると判断した．

手術室看護師が病室まで出向くことで病室からの患者の心理面が把握できた．手術室看護師は患者のペースに合わせて，寄り添い励ましの言葉をかけながら，そっと腰の辺りに手を添えて，入室をサポートした．

◇ 患者の反応

手術室の入り口で家族と離れる場面では，Eさんはやや緊張した表情になり，足取りも重くなっていた様子であった．家族の「待っているね」という励ましもあり，「行ってくるね」と手を振り，笑顔でEさん自身で手術室に入った．

状況：手術室入室〜麻酔導入まで ▶

手術室の廊下では，Eさんは周りの様子を見て「たくさんの手術室があるのね」と言った．室温は26℃に設定し，手術ベッドは事前に温めていた．天井にある大きな無影灯は患者が臥床した際に，視界に入らないように外し，BGMは気持ちが落ち着くようなピアノ曲を流すようにした．手術室内には主治医と麻酔科医が待っていた．Eさんは「よろしくお願いします」と言い，麻酔科医も挨拶した．ベッドに臥床するときまでニット帽は着用したままであった．臥床後は険しい顔をして，眉間にしわを寄せていた．

◇ 患者の心理の推察と具体的介入

手術室の廊下や室内には多くの医療機器が存在し，圧迫感を感じ，恐怖や不安が強くなる．手術室独特の雰囲気や空調の影響，衣服を脱ぐため，寒さを感じやすく，より緊張感が増すため，室温の調整やベッドの加温を行い肌の露出を最小限にするように注意し，タオルケットをかけた．

Eさんは脱毛の状態を他人に見られたくないと考えていたことから，事前にニット帽は麻酔導入後に外すことで良いかを麻酔科医に確認してあった．

臥床後の険しい表情から，Eさんは不安や恐怖を感じていると思われた．心電図モニターや血圧のマンシェットを装着する前には，行うことを一つひとつ伝えた．さらに痛みを伴う輸液ルート確保のときには，手を握り見守った．そして全身麻酔で意識がなくなるまで外回り看護師は患者のそばから離れることなく，タッチングや声かけをしながらEさんに寄り添った．

◇ 患者の反応

手術室の廊下からベッドに臥床するまで，Eさんの言動は落ち着いていたが，その表情には緊張が見られた．臥床後は険しい顔をして，眉間にしわを寄せていたが，看護師や主治医の声掛けに少し微笑んで表情が和らぎ，入眠した．

状況：麻酔覚醒〜病棟帰室まで ▶

手術は予定通りに終了した．Eさんは挿管チューブの抜管直後はまだ意識がはっきりとしてない様子であった．手術室看護師はEさんを術後ベッドに移動し，寝衣を身につけ，ニット帽を着用させた．

回復室に移動後，徐々に意識がはっきりしたEさんは，「(手術は)終わったの？」「あっという間だった」と言った．主治医が「無事に終わりましたよ」「今日はゆっくり休んでください」と伝えた．
　手術室看護師は病棟看護師にEさんが緊張した表情で入室したことや，現在は麻酔から十分に覚醒し，主治医から手術が無事終わったことが説明されたことを申し送りした．
　病室では主治医から行われた手術の説明を聞いた家族が待機していた．

◇ 患者の心理の推察と具体的介入
　Eさんは主治医からの説明を受け，術前と比較して穏やかな表情に見え，安堵感があるように思えた．家族は戻ってきたEさんを見て「おかえり」と笑顔で声をかけた．

3) 術後のかかわり

状況：術後訪問のための情報収集 (電子カルテから) ▶

　術前の退院後の生活についてのオリエンテーションにEさんは，日程が合わず参加できなかった．術後パンフレットを何度も読んでも，上肢を挙上するための運動方法や術後のリンパ浮腫発症の予防についてあまりイメージができないようで，「家が遠いので退院するまでには聞いて帰りたいです」「手術前に行こうと思っていたけど，参加できなかったので不安です」と訴えていた．

◇ 患者の心理の推察と具体的介入
　患者の訴えから，具体的なイメージができないこと，家が遠いため，来院して確認できないこと，今後の生活ついての不安があることがわかった．Eさんは手術を終えて，退院後の生活のために積極的に情報を得ようと前向きに行動していることがカルテから読み取れた．
　病棟看護師はオリエンテーションの時間調整や不安について，一つひとつ丁寧に説明していた．

状況：手術4日目の術後訪問 ▶

　術後4日目の訪問時に観察したところ，Eさんの上肢のむくみや痛みはなかった．Eさんは，創部について「まだ見てないけど，きれいだよと先生から言われた」と述べた．さらに「もっと早く(がんが)見つかっていれば，化学療法をやらなくて済んだかもしれないし，乳頭を残せたかもしれないね」「仕方ないね，乳頭がないのはショック，あったほうがいいけど，あれもこれもと望むときりがないよね」と表情はおだやかに話された．また今の心配事については，「放射線療法をするとどうなるのだろう」「仕事は大丈夫かしら」「家のことも気になる」と話した．さらに手術室の中について，麻酔導入時の険しい顔をしていた理由について聞くと，「点滴が嫌だった」と言った．また「手術室の看護師さんはその時だけのかかわりだと思っていたけど，違っていたのね」と語った．

◇ 患者の心理の推察と具体的介入
　手術を終え，乳房を部分切除したことについて，徐々に実感していく段階であると考えた．手術室看護師は意識のなかった時の様子を話すことで，手術が安全に行われたことをEさんに実感してもらおうと考え，「先生が丁寧に傷を縫っていましたよ」と伝えた．

◇ 患者の反応
　Eさんはこれまでの経緯を振り返り，悔いを残すこともあったが前向きに考えている．一方で，今後の放射線療法や術後の生活について不安を抱えていた．Eさんにとって手術室看護師は，手術室の中のかかわりだけでなく，術前訪問から手術のときもそばにいて手術を共に乗り越えた存在として，信頼できる存在となっていた．術後訪問はEさんのこれまでの思いや退院後の生活

やいろいろ心配事を表出することができる機会となった．

3. 事例から考える手術を受ける患者・家族の心理

　　Eさんにとって，がんの宣告は，生命を失うのではないかという恐怖を抱かせ，特に，乳がん手術により乳房を失うことは女性らしさを失うことにつながるのではないかと連想し，大きな衝撃を与えるものであった．乳がん治療は手術療法，放射線療法，化学療法，ホルモン療法，分子標的薬治療の組み合わせである．がんの進行度や治療方法によって，さまざまな選択肢があり，決定しなければならない．そのためEさんは積極的に行動し，多くの情報を得るためにセカンドオピニオンを受け，がんの専門病院を受診した．Eさんの場合は腫瘍が大きく，術前化学療法を行い腫瘍が縮小した後に手術となった．今回は部分切除であったが，もし全摘となっていた場合は，乳房再建の方法に関する選択もあった．

　　手術室看護師がEさんと面会した時は，すでに術前化学療法を行っていたため，がんと宣告されてから数カ月の時間が経過していた．しかし，がんを患っている患者は常に，死の恐怖や不安などを抱えている．そして外来で化学療法を行い，手術日が近づくにつれ，乳房の形が変化することへの不安が強くなっていた．また術後は放射線療法に伴う苦痛や術後生活の不安など，患者の精神的な負担は大きかったと推察される．

4. まとめ

　　がん治療は手術療法，放射線療法，化学療法を組み合わせた集学的治療である．患者は手術までにはいくつかの治療を行っており，手術後も追加治療が行われる．がん治療において，手術療法はひとつの通過点であり，安全な手術を提供するにはコミュニケーションが重要である．

　　時には，がんと診断されてから手術まで1カ月間と短いこともある．その場合は手術に対して，患者が自律的に意思決定できているかを確認することが重要である．術式や機能障害の受け入れなどの患者の意思，患者がどのくらい理解できているか確認できる場の設定が必要である．術前訪問で，病棟看護師とは違った立場の手術室看護師が，病室まで来て患者のそばに座って話を聞くことは，患者にとって思いを吐き出すことができるよい機会になる．そのため，術前訪問が単なる手術室の説明をする業務ではないという認識が重要となる．患者のがん治療に対する手術への思い，これまでの多くの精神的負担を乗り越えて，手術当日までに至っている患者の背景をしっかり把握することは，術中の看護だけではなく，周術期の看護として重要であり，患者の擁護者・代弁者としての大切な役割である．そのための援助として，患者の心理を読み取り，そばに付き添う，見守る，思いを表出できる環境を作る，傾聴する，タッチングなどの看護を実践することが大切である．

文献

1) 雄西智恵美，秋元典子編：がん看護，18(2)1・2月増刊号，2013．
2) 嶺岸秀子，千﨑美登子編：ナーシング・プロフェッション・シリーズ　がん看護の実践-2　乳がん患者への看護ケア．医歯薬出版，2008．
3) 近藤まゆみ，峰岸秀子編：がんサバイバーシップ　がんとともに生きる人びとへの看護ケア．医歯薬出版，2006．

第4章　事例から考える周術期患者の心理

6. 医療への厚い信頼のもとに手術を受けた患者

1. 事例紹介

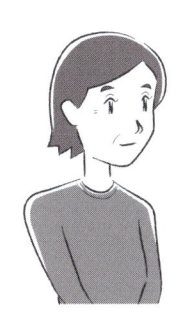

Fさん，50代，女性

術　　式● 全身麻酔下での胸腔鏡下左上葉部分切除術＋右上葉切除術
病　　名● 両側原発性多発肺がん
家族構成● 夫と義両親の4人家族
キーパーソン● 夫
既 往 歴● 20XX年　乳がんのため乳房温存術＋乳房形成術を受けている．
社会的側面● 手術室看護師としての経験も長く，さらに看護師長として手術室やがん疾患の病棟の管理経験がある．そのため，がん患者が受ける処置や手術内容，手術後の治療内容に至るまで十分な知識を持っている．

手術に至る経過

　Fさんは20XX＋6年4月の職場検診で右肺上葉の異常陰影を指摘され，5月に内科系専門医を受診した．CTやPET-CTの結果から両側計3カ所に腫瘍をみとめ，両側とも悪性腫瘍の疑いが濃いとの診断を受けたが，生検等の検査は希望せず手術を希望した．そのため胸部外科紹介となり，診断から1カ月後の7月に全身麻酔下で胸腔鏡下左上葉部分切除＋右上葉切除術を受けた．

術中・術後経過の概要

　手術体位：左および右側臥位　手術時間：合計3時間59分　出血量：合計10g
　全身麻酔を行うにあたり，分離肺換気が必要であったが，導入はスムーズで問題なく経過した．手術は3ポートを立てて左側は予定通り部分切除を行った．右側は4ポートにより，上葉摘出後さらにリンパ節郭清し，すべての手術が終了した．体位解除後皮膚状態の観察を行ったが，特に問題となる異常はみとめられなかった．
　手術終了時のバイタルサイン：血圧132/79mmHg，心拍数103回/分，体温36.4℃．手術後1時間ほど手術室内で経過観察を行い退室となった．術後はICUに1日入床し，術後2日目に一般病棟へ転棟した．術後経過は良好で術後7日目に退院，術後12日目から仕事に復帰した．

2. 患者へのかかわり

1) 術前のかかわり

状況：術前訪問前の電子カルテからの情報収集

　Fさんは6年の間隔をおいて2つのがんに罹患している．20XX年に乳房のしこりに気づいた時から手術までの経過についてFさんは「入浴中に左乳房のしこりに気づいた翌日も，仕事に集中していて，夕方になって思い出し，専門医に相談した．悪性腫瘍と診断されても，そうなのかといった程度の気持ちだった．ただ乳房温存術が可能であると聞いてほっとしたけれど，同時にかなり変形することを覚悟しなくてはいけないことが苦しかった」と語っていた．その後，Fさんは形成外科医に術後の形成を行ってもらうことについて相談し，希望どおりの術式で手術を受けていた．術後訪問の時，Fさんは，患側の乳房の整容性が良好であったことが「特にうれしい」と語っていた．手術後の経過も良好で術後7日目に退院し，術後15日目から仕事に復帰していた．

　今回の肺がん診断時もCTやPET-CTの結果から，3カ所ある腫瘍のすべてが悪性腫瘍である可能性が高いとの説明を聞いた段階で，生検等の検査は希望せず手術を希望していた．ただ，入院後，病棟看護師に「前回（乳がん）の手術の時，手術後にメニエール症状で，めまいと吐き気に悩まされて苦しかった．今回もそうなって迷惑をかけるかもしれない」と不安を訴えていた．

◆ **患者の心理の推察と具体的介入**

　既往である乳がんの手術時は，得られた情報や自分の持っている情報から，手術についてこうありたいとする自分の理想をイメージし，きちんと医師と相談するなどの行動ができていたため，病気について受容できていたと判断した．今回の肺がん告知後も治療方針について自分の意見を医師に伝えていることから，乳がん告知後と同様の心理過程をたどっていることがうかがわれた．

　がん告知後の患者の心理的反応については多くの研究がなされており，告知後は第1相の初期反応である衝撃，否認，絶望，怒りといった心理的反応が1週間程度みとめられる．その後，第2相の抑うつ・不安が数週間続く[1]．しかしFさんの場合，乳がんの告知の時も，肺がん告知の時もそうした反応はないか，あるいはあったとしても非常に短い期間で第3相の適応期に移行したのではないかと推察した．

　一般的に病名告知や治療の説明は非日常的なことであり，さらに衝撃的なことであるが，がん疾患を扱う病棟や手術室の看護師長であったFさんにとっては必ずしも非日常的な出来事ではなく，ある程度予想された出来事だったのかもしれない．しかし，前回の手術において乳房の変形や整容性についての記述から，容姿等に対しては強いストレスを感じていたことがうかがえた．さらに，手術後にスタッフへ迷惑をかけるかもしれないという気兼ねも感じ取れた．術前訪問時に実際にはどのような心理状態にあるのかをできる限り把握して，適切な言葉かけや介入を見極める必要がある．

状況：術前訪問

　病室を訪れると，Fさんは穏やかな表情で本を読んでいた．Fさんは「乳がんの手術の時も感じたのだけれど，毎日本当に忙しく仕事をしていてゆっくりすることがないから，入院することで自分だけの時間が取れることはうれしい．病気であることはけっして喜ばしいことではないけれど，折角の機会だから入院生活を楽しもうと思っています．本もたくさん持ってきたし，DVDも

まとめて観る予定です」と明るい表情で語った．さらに「B先生に手術してもらえる病気でよかったです．B先生のことはよく知っていて尊敬しています．それに鏡視下手術で，順調であれば2週間で仕事に復帰できると聞き，頑張ろうと思っています」と語った．

前回（乳がん）の手術の経験も含めて何か希望すること，心配なことはないか問うと，「皮膚が薄くて褥瘡ができないか心配です．乳がんの術後にドレーンが固定されていたところに小さいけど褥瘡ができて，結構長い間，痕になって残っていました．特に今回は両側の肺の手術だから，ドレーンが下になった状態で側臥位を取らなければならないので，そのことが心配です」と訴えた．「その他のことは，すごくよくわかっているし，担当してくださる先生もよく知っています．それに何と言っても乳がんの時のように身体の変形もありませんしね．不安はありません」と答えた．さらに「手術室や病棟勤務で，人は晴天の霹靂のごとく病気を宣告され，時には命の期限まで宣告されるのを見てきました．自分だけがその状況から逃れることはできないのだといつも感じていました」と微笑みながら話した．

その後，皮膚状態や脈拍，呼吸音などのフィジカルアセスメントを実施し，手術中の流れや処置などについて簡単な説明を行った．さらに看護計画についても説明を行った．Fさんは頷きながら説明を聞き，時々皮膚保護材などについて質問した．Fさんの「よくわかりました．よろしくお願いします」との言葉で，術前訪問の目的は達成できたと判断し退室した．

◆ 患者の心理の推察と具体的介入

術前訪問時の様子から，今回の肺がんにおける術前の心理的状態も，乳がんの時と大きな違いはないように思われた．疾患も手術内容も乳がんに比較して，生命予後への影響は大きいが，疾患に対する受容はできているように感じられた．信頼する医師の手術を受けられることや，病気や生命に対する自分なりの考え方をきちんと持っていること，また今回はFさんがストレスに感じる身体的外見に変容を及ぼさない手術であることなどが，疾患や手術に対する受容を促進していると考えられた．

Fさんの職業や経験，2度目のがんの手術であることなどを考慮して，手術中の流れや処置などについてはあえて簡単な説明にとどめた．しかし，Fさんが不安に感じている褥瘡に対する看護計画は丁寧に説明し，理解状況を確認した．さらに，プライバシーの保護についても，十分な配慮を行うことを約束し，入室方法も「お迎え入室（手術室看護師が病室まで患者を迎えに行き，病棟看護師との申し送りを病棟で行う方法）」を提案した．

術前訪問時のFさんの言動や表情からは，持っている知識や経験から生まれる過剰な不安も，過大な期待も感じることはなかったため，看護診断「不安」は立案しなかった．Fさんの看護師としての豊富な知識や経験を尊重しつつも，気兼ねなく患者役割が果たせるようサポートすることが，Fさんに対する適切な介入であると判断した．

2) 術中のかかわり

状況：入院前，病室

患者の希望に沿って，手術室入室は「お迎え入室」とした．病棟看護師と申し送りを終え訪室すると，すでに術衣に着替えて準備を整え，付き添いに来ていた夫と楽しそうに話しているFさんの姿があった．Fさんは「便秘対策のため，昨日の午後下剤を飲んだら中々効かなくて，夜中になってトイレに通うことになって大失敗だった」と夜間のエピソードを笑って語った．その

後，Fさんは夫と病室で別れ，手術室看護師と2人で手術室に向かった．Fさんは手術室に入室するまでの間に，手術室看護師が病室まで迎えに来たことに対する感謝の言葉を述べた．表情は穏やかで落ち着いた足取りで手術室に入室した．

◇ 患者の心理の推察と具体的介入

　手術室への移動に際しても，Fさんの表情から緊張感を感じることはなかった．付き添いに来ていた夫に心配をかけさせないようにとの配慮からか，常時笑顔であった．手術室入室も1人で行くことを望んだ．ラザルスは「患者は病気という状態によって，調子が悪く感じ，情動的にディストレスされています．それにもかかわらず周りの人たちはすべて-医師，家族，友人，看護師さんなど，すべての患者の周りの人たちは，患者が自分のディストレスを表さないことを望んでいます．実際に患者というものはネガティブな情動を味わっているにもかかわらず，勇敢で，幸福そうで，さらには元気よくふるまうように鼓舞されているわけです」[2]と述べている．Fさんも同様の状況から明るくふるまっていたのかは読み取れなかったが，Fさんの家族や医療者への配慮をそのまま受け入れてサポートすることが，Fさんの気持ちを尊重することになると考え，あえてネガティブな感情を引き出すような言葉かけは行わなかった．

状況：手術室

　手術室では，主治医と麻酔科医がFさんを待っていた．Fさんは医師たちに挨拶した後，手術台に臥床した．手術室看護師としての経験があるFさんの動きはスムーズで，多くの説明は必要としなかった．硬膜外麻酔のための体位も理想的な姿勢であり，短時間のうちにチュービング処置が終了した．Fさんは「硬膜外麻酔はもっと大変かと思っていたけど，全く痛みは感じませんでした」と短い感想を述べた．その後全身麻酔導入となり，Fさんは外回り看護師がタッチングのために握った手を軽く握り返し，穏やかな表情で入眠した．

◇ 患者の心理の推察と具体的介入

　手術室看護師であるFさんにとっては，手術室内も非日常的な場所ではない．硬膜外麻酔については，看護師の視点で苦痛を伴う処置として捉えていたことがうかがえたが，その他すべての状況はFさんが予測可能なことであり，表情や行動から強い不安はないように思われた．各処置時には簡単な説明を行ったが，通常行う「痛いですね．もう少しの我慢ですよ」といったような声かけはあえてほとんど行わなかった．その代わりに，視線を合わせうなずきFさんが判断して行う行動をサポートした．

状況：手術開始から手術終了

　Fさんが入眠後は褥瘡予防の皮膚保護シートを右腋窩と腸骨部に貼付し，右側臥位を確保した．シーツのしわのチェックを手術スタッフ全員で行った．コード類などの最終チェック後，手術は開始となった．左側は予定通り部分切除を行い，手術は60分足らずで終了した．体位解除後，右体側の皮膚状態の確認を行ったが，異常はなかった．引き続き左側臥位を確保のために，左側に挿入されている胸腔ドレーンの下に厚みがありクッション性のある皮膚保護シートを貼付後，ドレーンを固定した．さらに左腋窩から体側にかけて皮膚保護シートを貼付した．その後左側臥位を確保し，左胸腔ドレーンやコード類などの最終チェックを行うなどして準備を整えた．右肺の手術も3時間ほどで終了し，皮膚の異常はみとめられなかった．

　覚醒もスムーズで，覚醒と同時にFさんは「ありがとうございました．お世話になりました」

と何度もお礼を口にした．

◎ **患者の心理の推察と具体的介入**

　覚醒と同時に何度もお礼を口にするＦさんを見て，改めてＦさんの医療スタッフに対する厚い信頼と心からの感謝を感じた．無事に手術を終えたＦさんをねぎらうとともに，Ｆさんが心配だと訴えていた褥瘡について問題がなかったことを伝え，安堵感が増すように声かけを行った．

3）術後のかかわり

状況：術後訪問▶

　Ｆさんは術後ICUに１日入床し，術後２日目に一般病棟へ転棟した．術後訪問は６日目に実施した．病室を訪れると，すっかり回復して術前と変わらない明るく笑顔のＦさんの姿があった．「もうすっかり元気になりました．皮膚にもどこにも問題がなくて，本当に感謝しています．わかっているつもりでしたが，実際に手術を体験して改めてＢ先生のすごさと，鏡視下手術の回復の早さに驚いています．すべてが自分のイメージ通り以上でした」とＦさんはうれしそうに話した．さらには「本当に調子がいいです．説明していただいたパス（肺葉切除クリティカルパス）どおりに，術後12日目から仕事に復帰するつもりです」と宣言し，回復状態の良さを再度アピールした．Ｆさんとともに手術の全過程がすべてよかったことを喜び，術後訪問を終了した．

◎ **患者の心理の推察と具体的介入**

　術後経過が良好なことに加えて，皮膚に全くトラブルがなかったこともＦさんの手術に対する満足度を高めることにつながったと感じた．またＦさんは持っている知識から病状経過を予測することが可能であり，その予測からポジティブなイメージをもっていたことがうかがえた．Ｆさんがイメージした病状経過を手術室看護師の立場からもサポートできたのではないかと思われた．

3．事例から考える手術を受ける患者の心理

　Ｆさんは職場においてさまざまな背景のがん患者とかかわり，共感し，支える立場で仕事をしている．そのため，がん患者が術後どのような経過をたどるのかについて，経過の良い事例の場合も，悪い事例の場合も把握していると考えられた．さらに手術室看護師としての経験があるため術式や手術経過に対する知識もあり，医療のレベルに関する情報も十分に持っていると思われた．

　Ｆさんは一度ならず二度までもがんに罹患し，手術を受けなければならない状況となった．しかし，医療や看護，手術に対する十分な知識や情報をフルに活用し対処してきた．この状態をラザルスのストレス理論に基づきＦさんがどのように評価したか分析してみると，がんへの罹患は「一次的評価」では「ストレスフル」と評価したと思われる．しかし二次的評価において非常に幅広いコーピングを持っていることで，ストレスに対して「対処可能」と判断したと考えられる．実際にストレスに対するコーピングがなされたように見受けられた．このようなコーピングができた背景には，現代医療への信頼，医療従事者への信頼感，担当してくれた看護師に安心して委託ができるということ，常日頃からの生き方やものの考え方の習性などが影響していると考えられる．Ｆさんのパーソナリティはもちろんのこと，成育歴や家庭環境，過去から現在に至るまで

の社会的側面など，さまざまな要因が影響して「不安はない」と言い切れる対応ができたのではないかと考えられる．

4. まとめ

　　病気や手術に対する受け止め方は患者個々によりさまざまである．多くの要因が影響しているため一面的な分析で結論づけられるものではない．同じ疾患であっても不安な気持ちのまま手術を迎える患者もいれば，手術を受けられることに喜びを感じている患者もいる．手術室看護師は患者にかかわる時間は少ないが，こうしたことを踏まえて，患者自身が病気や手術をどのように受けとめ，どのようでありたいと願っているか把握し，サポートすることが必要である．

文献
1) 松田能宣：がん患者の精神症状へのアプローチ　通常の心理反応．月刊薬事，55(12)：26-30，じほう，2013．
2) 林　峻一郎編・訳：ストレスとコーピング―ラザルス理論への招待．p.61，星和書店，1990．

第4章 事例から考える周術期患者の心理

7. 移植手術を受ける患者

1. 事例紹介

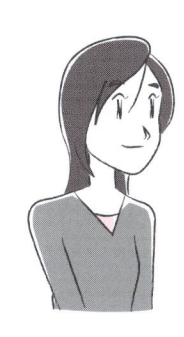

Gさん，30代，女性
病　　名● 拡張型心筋症（植込型左心室補助人工心臓装着中）
　　　　　Ⅱ型糖尿病（内服治療中）
家族構成● 19歳の時に父親が突然死
　　　　　母親と二人暮らし
　　　　　同胞，妹
キーパーソン● 母親

手術に至る経過▶

　小学校高学年の時，ドッジボールをしていて気分が悪くなり病院を受診したところ，不整脈（完全房室ブロック）と診断され，永久ペースメーカー植込術（設定DDD）を受けた．それ以降，食事や運動の制限を受けるようになったが，高校生になってからは内服薬の管理も含めて自分できちんとできるようになっていた．

　19歳の時に頼りにしていた父親が突然他界し，自分のことで母親に心配をかけまいと，内服薬管理や，体重測定もかかさず積極的に自己管理していた．しかし21歳頃より労作時に息切れの症状が出るようになり，うっ血性心不全による入退院を繰り返すようになった．

　29歳の時，ペースメーカーをより性能のよい除細動付き両心室型ペースメーカー（以下CTR-D ＝ Cardiac Resynchronization Therapy with Defibrillator）にした．そして，心筋生検を含めた精査を行った結果，拡張型心筋症と診断され，心臓移植レシピエント登録をした．

　30歳すぎた頃から，日常労作でも呼吸困難などの症状が出るようになり，外出の機会が減っていった．

　心不全はさらに進行し，心臓外科で植込型左心補助人工心臓（以下植込型LVAD＝Left Ventricular Assist Device）移植術が施行された．手術後回復し，自宅で生活できるようになったが，これまでの薬などの管理に加えて，植込型LVADのルートの接続や，バッテリー残量，挿入部の創状態などの管理も自分でしなければならなくなった．Gさんは，「2.2 kgのコントローラーとバッテリーをどこへ移動するのにも持っていかないといけないのは，やっぱり大変ですね．毎日機械の挿入部の付け替えをする時も感染していないか怖かったです．糖尿病もあるからですね」と話した．

　植込型LVAD移植後1年過ぎた頃より，挿入部の感染が発生し入退院を繰り返していた．4回目の挿入部の感染増悪で入院中，臓器提供の連絡が入り今回の移植手術となった．

心臓移植に対する患者の思い：

拡張型心筋症が進行するに従い，心不全症状のコントロールは悪化し，Gさんは追い詰められていた．心臓移植レシピエントに登録をした時，主治医から「移植まで最低2年はかかる」と説明を受けていたため，移植を待つ日々は自分の体が移植までもつのかという不安との戦いだった．しかし，心臓の提供はドナーの死を意味する．それを受けとめるのにも抵抗があった．

術中・術後経過の概要

手術中体位：仰臥位　手術時間：14時間25分

ドナー心臓の到着予定時間から，Gさんの手術室入室時間が決定した．ドナーの心臓に問題がないと確認され，Gさんの手術が開始となった．胸骨正中切開を行ったところ，癒着が極めて強度で剥離に時間を要した．提供心臓が到着しトリミングが開始された．患者側では，上下大静脈脱血にて人工心肺を開始し植込型LVADの駆動を停止した．大動脈を遮断し患者の心臓を補助人工心臓ポンプ部，脱血管，送血人工血管ごと取り出した．その後提供心臓の左心房より吻合を開始し，移植終了，大動脈遮断を解除した．ペーシングから患者の自己心拍が90〜103回/分，洞調律へ復調した．人工心肺離脱，止血を確認し閉胸，手術は終了した．人工呼吸管理，麻酔未覚醒のままICUへ入室した．

Gさんは痩せ型であり，褥瘡の形成は移植術後に最も避けたい感染の原因につながる．除圧を目的とした看護用具を確実に使用し褥瘡形成好発部位への圧迫を避けた．また，モニターやルート類の皮膚への直接接触を防いだ．良肢位を術者と共に確認し，術中も両上肢は肢位の確認とプッシュダウンおよび可能な他動運動を行った．癒着が強度で出血量1,200 mLであったが，循環動態は安定して経過し，麻酔未覚醒のままICUへ入室した．

2. 患者へのかかわり

1）術前のかかわり

状況：術前訪問での情報収集（病棟での様子）

Gさんは，前回退院してからずっと不眠であると訴えた．「手足が冷えて胸が熱くなるという感じがあります．今まで以上に心臓が悪くなっているのではないかと思って不安です」「亡くなった父親を思い出して"父も頑張ってくれたので自分も頑張らないといけない"と思うのですが，いろんなことが不安になります」「頭がぼんやりしてテレビドラマを見ても集中できていない感じがします」「不安になったりすることや，眠れないことが続くと，また心臓が悪くなるという心配が出てきます」と言い，これまでの入院期間中には見たことのない表情で話した．また，自己管理できていた内服薬を，入院中に1剤間違えたことをきっかけに，より一層不安が強くなった様子がうかがえた．

「LVADの機械や，これからのことを考えたらずっと眠れなくて，私がそんなだとお母さんも眠れなくて，でもお母さんがどうにかなったら自分はどうしたらいいんだろうっていろんなことが不安になってしまって…．元々の薬がたくさんあるのに眠れないことで薬が増えて，こんなに飲んで大丈夫かな，本当に私の身体ってもつのかなって考えてしまいます」

◇ 患者の心理の推察と病棟での具体的介入

　Gさんは，植込型LVADの機器の管理や内服薬の管理などの自己管理は十分できており模範的な患者だった．しかし，過度な不安と不眠，自責感，集中力の低下に加えて食欲低下・軟便などの症状がみられていた．Gさんの不安抑うつ状態の出現に，医療スタッフは，いつになるかわからない移植を待つ患者の精神的負担の大きさを改めて強く感じた．機器の管理や薬剤や食事のコントロールをいくら頑張っても病気の改善につながらないこと，そして心臓の機能維持のためにコントロールをし続けなければならないことに対する，焦り，苛立ちが，身体的な症状を伴い表出されたと考えられた．

　医師とカンファレンスを行い，精神科往診を依頼し，往診により抗うつ剤を勧められ，内服薬が増えることをためらっていたGさんも納得した．

　医療スタッフは合同でカンファレンスを複数回行い，Gさんと母親への対応について話し合った．話し合いの結果，傾聴することを基本にし，Gさんや家族の言葉を丁寧に聞くと同時に表情をよく観察し記録すること，自立心の高い患者であるため，強いることなく，自己管理の精神的負担を減らすための看護師の援助方法についてGさんと一緒に具体的に話し合った．保清時や移動時の植込型LVADの管理については，特に援助の時間を多くとり，Gさんの負担軽減を積極的に行った．睡眠薬の管理は看護師が行い，不眠のコントロールについては，受け持ち看護師がGさんと継続的にかかわり，主治医とコンタクトを密にとり検討することとした．

◇ 患者の反応

　「いろいろ心配かけてすみません．あんまり頑張り過ぎないようにすることですね」と少しずつ笑顔がみられるようになった．母親は，徐々に回復した娘の笑顔に，「二人三脚ですから．よかった．また頑張ってやってくれると思います」と言った．

状況：心臓移植の決定〜術前

　植込型LVADの挿入部の創状態も落ち着き，退院間近になったころ，臓器提供の知らせがあり，Gさんの心臓移植が決定した．手術室看護師は，電子カルテの情報から，移植手術の説明に際し，母親は突然のことで緊張した様子がみられたが，Gさんは落ち着いており，移植手術の説明に対しても「何度も移植手術のことは聞いています」と，覚悟は決まっているという様子で質問もなく，手術を受けることに同意していることを確認した．担当する手術室看護師は，これまでの患者の

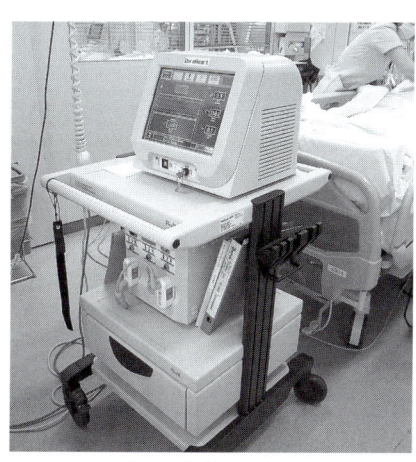

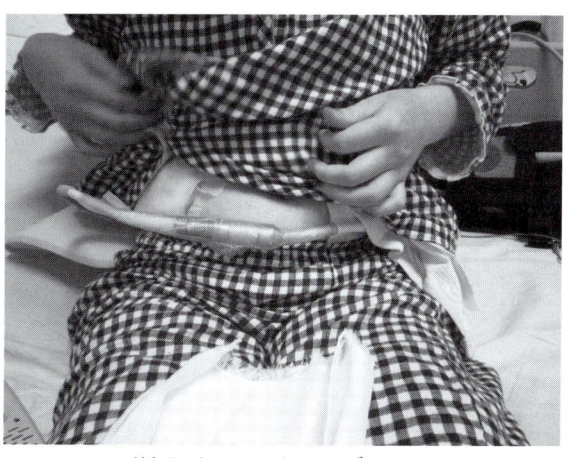

〈植込型LVAD本体〉　　　〈植込型LVADドライブライン〉

入院経過から1人で覚悟し決断をしたことが，不安抑うつ状態の再現につながるのではないかと考えた．

◈ **患者の心理の推察と具体的介入**

病棟での準備が一段落した時間に，手術室看護師が術前訪問を行った．まず，Gさんと母親に自己紹介し，パンフレットを使用しながら，ゆっくりと手術の説明を行い，反応をみた．また，バイタルサイン測定をボディタッチの目的で行った．

Gさんは手術室看護師の話をしっかり聞きながら頷き，精神的動揺は表出しなかった．しかし，少しして「手術室は以前，補助装置を入れた時のことを覚えています．同じお部屋ですか？」「少し寒かったです」と訴えがあった．手術室看護師は，前回の手術を想起したGさんの言葉と表情から，Gさんの気持ちの中にある手術に対する恐怖心を感じた．「手術室は同じ部屋になります．クリーンルームといって，細菌が少ない部屋ですので移植手術ではここを使用します．また心臓外科の物品が揃っていて万全の体制で行うことができます．きつい時だったのに前回のこと覚えていらっしゃるのですね」と話した．

今回の心臓移植手術では，まず局所麻酔下で経皮的心肺補助装置（以下 PCPS = Percutaneous Cardio Pulmonary Support）のルート挿入の予定であり，医師からの説明は行われていたが，恐怖心が強まると考え，手術室看護師から詳しい説明を行うことは避けた．そして，「寒かったのですね．お部屋の温度や上掛けを使って暖かくしましょうね」と声をかけた．訪問の最後に，覚悟を決めた患者への共感を示し，Gさんに一人で頑張らなくてよいことを伝える目的で，「Gさんにとって素晴らしい心臓移植のチャンスに携わらせていただきます．先生方と一緒に私たちも一生懸命頑張りますので，よろしくお願いします」と声をかけた．

◈ **患者の反応**

手術室看護師の励ましに対し，「ありがとうございます．よろしくお願いします」と言い，Gさんの表情が少し和らいだ．

2）術中のかかわり

状況：手術室入室時の様子

Gさんは，病棟看護師，主治医，母親，姉夫婦と一緒に手術室入り口で別れ，やや緊張した表情で手術室受付ホールへ入室した．待っていた看護師が術前訪問を行った看護師であることがわかると少し笑顔がみられた．

◈ **患者の心理の推察と具体的介入**

手術室看護師は「大丈夫ですか？」という問いかけと同時に，肩に触れタッチングし，温かい膝掛けを患者に掛けた．Gさんから「ありがとうございます」と返答があった．Gさんに安心感を持ってもらうため，手術室入室時の確認を一つひとつゆっくりと，Gさんと病棟看護師に行い，Gさんの目をしっかりと見て「頑張りましょうね．そばにいますので何でも言ってくださいね」と声をかけた．

手術室は28℃で室温調整し，掛け物を二重に掛けられるように準備した．肌の露出も最小限にして対応していたが，手先の冷感がみられていた．局所麻酔下でのPCPS挿入が開始された．挿入部の様子が目に入らないように離被架を使用してカーテンをセッティングし，不要な器械音に注意を払った．緊張や恐怖感は，言葉として発せられることはなかったが，表情は硬かった．

看護師はGさんの傍から離れず一つひとつの処置に応じてゆっくりと説明を行い，常に手や肩を触れ，離れる時は声をかけ納得していることを確認した．手術室に入室した循環器内科の主治医の声かけにGさんは「知っている声が聞こえると安心しますね」と笑顔で言った．処置終了時には終わったことを告げると同時に，Gさんの頑張りを医師と一緒に評価し伝えた．その後，全身麻酔の導入となり手術が行われた．

◇ 患者の反応

　局所麻酔下でのPCPS挿入は，Gさんにとっての負担は大きかったが，異常な緊張や意味不明の発言などなく落ち着いて対応できていた．循環器内科の主治医の声かけに笑顔で会話ができており，安定して経過した．

3）術後のかかわり

状況：移植後ICUでの状態 ▶

　手術翌日に気管内チューブを抜管した．Gさんは妹から手術が無事終わったことを聞き，痛みはあったが目が覚めたことを一緒に喜んだ．また母親は，その2人の様子を見て安堵しているようだった．

　しかし，術後2日目ごろより免疫抑制剤投与による腎機能の悪化，肺うっ血および血圧上昇がみとめられたため患者は気管内チューブが再挿管となった．持続的血液濾過透析（以下CHDF＝Continuous hemodaifiltration）が開始され，ルートが増えたことによる体動制限は，呼吸困難感を増強し，何とも言えない漠然としたきつさ・不安が患者を襲いパニック症状を誘発させた．術前の患者の精神状態についての情報を病棟看護師から引き継ぎ，注意して観察していたICU医療スタッフはすぐに対応したが，Gさんは「誰かが傍にいてほしい」と，ナースコールを頻回に押して訴えた．症状から家族の面会時間を負担がかからない程度に延長し，患者が少しでも穏やかに過ごせる時間を確保するように努めた（後から家族は，この時期は無力感と疲労感で気が休まらず，最も精神的につらい時期だったと振り返った）．Gさんは，呼吸状態が改善するとともに回復し，1週間が経過した頃には混乱した精神状態も落ち着き，抜管後はいつもの表情を取り戻していった．

◇ 患者の心理の推察とICUでの手術室看護師の介入

　ICUでの術後1週間は，心不全特有の身の置き所のない漠然としたきつさ・不安・呼吸困難感がGさんを苦しめた．手術室看護師が術後訪問に行った時も同様に，固い表情で「誰か傍にいてほしい」と訴えていた．手術室で担当した看護師であると伝え「辛いでしょうけど，頑張って下さい」と，声をかけると手をきつく握り返し，Gさんの目から涙が流れた．手術室看護師は生命維持装置の管やルートに注意しながら体位変換を手伝うこと，背中をゆっくりとさすることしかできることはなかった．

　Gさんは呼吸状態が改善するとともに，次第に混乱した状態も落ち着きを取り戻した．病棟へ帰った時は，「やっと帰れたと，心から安心した」と語った．それからは，少しずつ睡眠時間も確保できるようになり，自分らしさを取り戻した．

◇ 患者の反応

　GさんはICUでの状態悪化によりルートが増え，体動制限されていた．人工呼吸器を装着しているために訴えることができず，呼吸困難感も増強していた．きつさ・不安からパニック症状が出現したが，呼吸状態が改善することで，次第に混乱した状態も落ち着いてきた．

3. 事例から考える手術を受ける患者・家族の心理

　さまざまな治療の経過を経て，もはや有効な治療法がなく，死に立ち向かうほかなくなった患者にとって，心臓移植は生活の質を劇的に改善させることの可能な唯一の治療法といえる．しかし，臓器提供の機会にいつ恵まれるかわからず，苦しむ人も少なくない．Gさんは心臓移植適応と判断されたあとも，「このままではもたないのではないか」と考えながら母親と支え合い，約3年間心移植の臓器提供を待った．この約3年の精神的負担は計り知れないものだったと思われる．植込型LVADの開発は，体外設置型補助人工心臓の装着により，病院から出ることができなかった患者が自宅での療養を行うことを可能にしたが，その実施基準として「補助人工心臓の限界や併発症を理解し，家族の理解と支援が得られる」とある[3]．

　Gさんは移植手術後1カ月半を経て，外泊をすることができた．睡眠薬を内服することがなくなり，「お風呂に入れたんですよ．何年ぶりかな」と言い，母親と目を合わせ喜んでいた．そこには「移植までもつのだろうか」という恐怖から解放された家族の姿を見ることができた．健康であれば些細なことが，一つひとつ可能になる幸せは大手術後や移植後にみられる，「ハネムーンの時期」といわれる時期かもしれない．臓器提供に恵まれ心臓移植を受けることができたことは，Gさんにとってビッグチャンスだったと病棟看護師が話をした．Gさんは，今後移植患者の会への参加も予定していると，明るい笑顔をみせてくれた．

4. まとめ

　長期療養を伴う心臓移植前後の大きな問題として，生活制限や極端な自制により不安やうつ傾向に陥りやすいと言われる．また，患者はドナーを待っている自分に対し自責の念を抱くと言われる．これらの複雑な患者心理は，待機期間を通して精神的な浮き沈みを繰り返している．日本臓器移植ネットワークには，平成26年6月現在，317名の心移植希望患者の登録があるが，年間の臓器提供は，2009年臓器移植法の改定以降増加したとはいえ40例に届かない．

　本症例では，模範的な患者であるがゆえの精神的変化がみられ，対応が必要であった．しかし，心移植を待つ患者は，個人の特性以外にキーパーソンの存在や，生活背景により，さまざまな精神状態を呈する．手術室看護師は長い患者の経過や心情をよく理解し，養護的にかかわる必要がある．

※本事例は，患者が特定できない形での情報提供について，患者ご本人・ご家族の同意を得て掲載しています．

文献
1) 川野雅資・他：臓器移植のメンタルヘルス．川野雅資編，pp.49-61，pp.89-101，中央法規，2001．
2) 山田 巧・他：看護師の認知した心臓移植の待機期間における患者の心理的反応．国立看護大学校研究紀要，4(1)，2005．
3) 重症心不全に対する植込型補助人工心臓治療ガイドライン．日本循環器学会/日本心臓血管外科学会合同ガイドライン(2011-2012年度合同研究班報告)．
4) 日本臓器移植ネットワーク Webサイト：
http://www.jotnw.or.jp/

第4章 事例から考える周術期患者の心理

8. 意思を委託する患者

1. 事例紹介

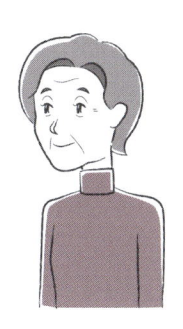

Hさん，60代，女性．

- 病　　名：子宮体癌
- 予定術式：準広汎子宮全摘出術，両側附属器切除，骨盤内リンパ節および傍大動脈リンパ節郭清術，手術予定時間は6時間．
- 家族構成：同居している夫と，近くに別居している長男，結婚して地方に在住している長女がいる．
- キーパーソン：夫
- 職　　業：主婦
- 既 往 歴：15歳時に虫垂炎手術，40歳時に痔核手術．

手術に至る経過

20XX年に不正性器出血を自覚し近医を受診．子宮体癌の疑いがあると指摘され，当院を受診した．診断結果は子宮体癌ステージⅡbで筋層浸潤の疑いであった．手術目的で入院となった．主訴は不性器出血．

術中・術後経過の概要

手術は予定通りの術式で行われた．体位は砕石位で，砕石位用架台を用いた．術中所見として転移を疑わせる病変はみとめられず，傍大動脈，右骨盤後腹膜腔，左骨盤後腹膜腔，皮下にそれぞれドレーンが留置され閉腹となった．手術時間は6時間30分，麻酔時間は7時間40分，輸液量は2,700 mL，輸血量800 mL，出血量は780 mLだった．

麻酔からの覚醒も順調であり，術前に留置した硬膜外チューブからの鎮痛効果もあって，安定したバイタルサインで手術室を退室した．術後，患者に術中体位固定による皮膚損傷および神経障害を疑わせる所見はなかった．退室時，Hさんは酸素マスク越しに「本当にありがとうございました」と，医療従事者に対してお礼を述べた．

術後の病理診断結果は，子宮体癌ステージⅠcで，化学療法を併用することとなった．術後の経過は順調であり，化学療法の有害事象もなく経過し，3週間後に自宅退院となった．

2. 患者へのかかわり

1）術前のかかわり

状況：術前訪問時

　電子カルテより情報を得た後，術前訪問を実施した．術前訪問では，既往歴の他，関節可動域の確認，アレルギーの有無など，手術を安全に実施するにあたっての確認事項をHさんに尋ねた．その結果，関節可動域に問題はなく，医療用テープや消毒薬などに対してのアレルギーもなかった．また，義歯や動揺歯の有無などについて確認を行い，当日手術室に入室するにあたっての注意事項について簡単に説明をした．

◇ **患者の心理の推察と具体的介入**

　過去の手術経験のことについて尋ねたが，「あまり覚えていないんですよね」という返事が返ってきた．これら言葉のやりとりの間，Hさんの態度は非常に落ち着いており，また表情も穏やかだった．そこで看護師サイドで必要となる情報を得てから，最後に手術に関して不安に思っていることなどを確認して術前訪問を終えようと，「手術に関して何か不安に感じていること，疑問に思っていることはありませんか？」と尋ねた．この言葉に対してHさんから，「手術に関しては，不安は一切ありません」と返答があった．この時Hさんが言った「手術に関しては」という言葉に私は妙に引っかかり，再度言葉を変えて聞き返してみた．「手術に関しては，と仰いましたが，それ以外で何か気にかかっていることがありますか？」との問いかけに対し，それまで穏やかな表情だったHさんの表情が一瞬曇り，数秒の沈黙の後，「実は…」と話し出した．以下は，Hさんが語った内容である．

　「震災で被災した娘が心配でならなくてね．癌だと診断を受けて，本当はもっと早くに手術を受ける予定だった．だって，癌でしょう？　でも，その矢先にあの震災が起きたの．震災後，そこに住んでいた娘夫婦と全然連絡が取れなくなってしまったの．やっと連絡が取れた後も，心配でならなかった．テレビで被災地の光景を見るたびに，娘たちは本当に大丈夫なのかと気が気でなかった．娘たちの本当に大丈夫な姿をこの目で見るまでは，手術なんて受けている場合じゃないと思って．でも私たち一般人が現地に行くことはそうたやすくないわよね．それでもやっと，やっと2週間前に行くことができたの．娘たちの住んでいたところは，それは本当にすさまじい状況だった．テレビで見ていた光景とは比べものにならないくらい．娘夫婦たち家族，自宅はみんな大丈夫だったけれど，本当に怖かったとその娘が泣きながら語ったの．結婚して地元を離れ，嫁ぎ先で知り合った人たちの多くが亡くなった．娘の親友もって．あの震災では，多くの人が亡くなったのよね．生きたくても生きることのできなかった人たちなのよね．それを目の当たりにして，私は何が何でも生きなきゃいけないって，強くそう思ったの．癌と聞いて最初はショックだったんだけれど，娘に会いに行って，あの状況を目の当たりにして，娘の話を聞いていたら，私は生きなきゃいけないと強く思ったの．私は癌って診断を受けたけれども，手術を受けたらそれを取りきれる可能性がある．つまり私には生きるチャンスがあるのよ．だから，手術に関しては何も不安はないの．手術という生きるチャンスがある限り，私は前向きに私の命をあなたたちに預けるしかないでしょ．手術の後は，私はひたすら頑張るだけ．生きたいと思っていた人たちの分も私は生きなくちゃいけないから．ただね，やはりそうは言っても，遠く離れている娘たちのことは今も心配なの」

Hさんの手術に対する思いを聞いた後,「あの震災を境に,生きるということに対しての自身のお考えが定まったということですね」と問いかけると,「そうです．私は生きるんです」とHさんははっきりと返答した．Hさんの手術に対する前向きな姿勢,「私は絶対に生きる」「生きるために手術を受ける」「生き抜く」という決意めいたものを感じとることができた瞬間だった．私は,「私もあの震災を通して命について考えることが多くなりました．私自身も生きるということに対して価値観が変わったんですね．Hさんの生き抜くという思いを全面的に支え,手術中は傍に寄り添いたいと思います」と,自分の素直な思いをHさんに伝えた．「心強いわ」というHさんの言葉で,術前訪問を終えた．手術室では,このHさんの強い意思が決してくじけることがないようなかかわり,手術看護を提供したいと考えた．

2) 術中のかかわり

状況：手術室入室時〜手術室内

　手術室入室時,「昨晩はすっきりしたのか,本当によく眠れたわ．今日は本当によろしくお願いします．手術中,私は任せることしかできないから」とHさんは笑顔で話された．前日の術前訪問時と同様,落ち着いた態度だった．

◇ 患者の心理の推察と具体的介入

　麻酔導入までの意識がある間に,私は「痛みを我慢する必要はない」ということをその理由も含めて,繰り返しHさんに伝えた．術後の回復過程を軌道にのせるためには,離床を進めていく必要があり,そのためには鎮痛コントロールは不可欠となる．硬膜外麻酔施行時も「痛みがあれば教えてください」と伝え,表出してくれたときには「ありがとうございます．今みたいに教えてくださると本当に助かります」と痛みの表出を肯定的に受けとめる対応を心がけた．麻酔導入時,「いよいよね」と言うHさんの右手に手を添えると,Hさんは静かに私の手を握り返してきた．

　手術室内においては,治療として受ける傷以外の傷を決して作らないことを目標としてかかわった．具体的には,麻酔導入となるまでに意識下で受ける処置がHさんにとって辛いものとならないようにかかわり,術後の回復過程を妨げないための手術体位による皮膚損傷および神経損傷予防,DVT予防,体温管理に努めた．

3) 術後のかかわり

状況：術後訪問時

　Hさんの術後にかかわられたのは,Hさんが退院する前日のことだった．カルテからは順調に離床も進み,特に問題なく経過していることをうかがい知ることができた．

◇ 患者の心理の推察と具体的介入

　以下は,退院前日に病棟訪問した際のHさんの言葉である．

「覚えているわ．手術中に付き添ってくれた○○（看護師）さん．私,明日退院するのよ．手術のときは本当にありがとう．手術が終わった後,先生や看護師さんたちはすぐに歩けとか言って．私は痛みでそれどころではなかったんだけれど,あなたと話したことを思い出して,歩かなくっちゃって．痛いわって言いながら頑張ったの．だって生きるためですもの．手術の前の日にいろ

いろと話を聞いてくださってありがとう．みなさんに救っていただいた命ですもの．私，頑張って生きるわね」

　術後，Hさんに対して私からの具体的な看護介入は特になかった．しかし，この退院前日のHさんの言葉から，術前訪問からの私のかかわりが，術後においてもHさんの「生きる」という思いに寄り添い続けていたということに気づかされた．

3. 事例から考える手術を受ける患者・家族の心理

Hさんの事例からの学び

　数間は『看護には本来，患者の気持ちを支え，好ましい療養行動を育むという役割がある．したがって，手術を受ける患者を支援するにあたっては，まず，患者が手術に対してどのような気持ちを抱いているかを知る必要がある』[1]と述べている．

　手術を受ける患者に対して，「手術に対しての不安や疑問点はありませんか？」と尋ねると，大半の患者は「私はまな板の上の鯉ですから」と返答される．手術に対しての不安はあるが，しかしそれに対して今更じたばたしても仕方がないという決意めいたものなのか，もしくは本当にわれわれ医療従事者に委ねるしかないと半ばあきらめの境地なのか，いずれにせよ患者がこの言葉を発するのは，いわゆる目の前に差し迫った手術というストレスに対してのコーピング行動とも言われている．手術を受ける患者は「手術の成功」「手術の大きさ」「全身麻酔におかれること」などに対してさまざまな不安を抱えているといわれているが，今回受け持ったHさんの場合，手術に対しての不安は「ない」と断言された．手術を「生きるために必要なこと」「与えられた生きるためのチャンス」と受け止めている．その根底には「人は生きるということを絶対にあきらめてはいけない」というHさんの「生」に対する価値観が存在している．しかし，私がHさんの手術に対する本当の思いを引き出すことができたのは，私が心に引っかかったことを言葉にしたことが発端だった．

　ほとんど多くの施設においては，術前訪問に割くことのできる時間は非常に限られている．当施設でも同様であり，患者の安全を優先した情報を得ることが優先課題となり，患者の思いを深く知るために時間を割くことはなかなかできない現状がある．だからこそ，手術室の看護師には，患者が発する言葉の端々，患者が置かれている状況から，患者が本当は何を考えているのか，真意は何かを汲み取るための感性が必要だと考えている．Hさんとの術前訪問は，これまで出逢った患者と違い，非常に落ち着いた雰囲気の中で行われ，淡々と進んでいった．「手術に関しては，不安は一切ありません」と語ったHさんの言葉をそのまま受け取っていたら，Hさんの手術に対する本当の思いを知ることはできなかった．

　手術を受ける患者が持つ不安は，できる限り手術前に解決すべきである．不安を抱えたまま手術を受け，術後を迎えるということは，患者の回復過程を妨げることにほかならない．私たちは看護師であり，ナイチンゲールの時代から患者の生活過程を整える役割を担っている．手術室看護師として，手術を受ける患者が何に対して不安を抱いているのか，この患者がなぜ手術室にやってくるのか，どんな思いで手術に挑もうと思っているのかを知り，手術室内での患者の生活過程を整える看護を提供する必要がある．全身麻酔下にある患者は自分の意思を伝えることができない非常に特殊な空間に置かれる．手術に至るまでの過程においては，患者にとって信頼のおける人を常に身近に感じながら，数々の危機的状況を乗り越えてきたと推察できる．それは

例えば，症状を自覚しどこの医療機関を受診するか，またその検査結果を聞くとき，治療方針について説明を聞く時，手術治療について説明を聞く時などである．しかし，こと手術室内という環境になれば，患者はたった一人でその中に入り，手術に立ち向かっていかなければならないからである．

　Hさんはまさに「生きるために」手術という治療方法を選択した．もしも「手術に関しては，不安は一切ありません」というHさんの言葉で術前訪問を終えていたら，果たしてどうなっていただろうか．おそらくHさんは自身の「生」に対する価値観から，一人で手術に立ち向かったと推察される．しかし自分の手術に対する思いを全く知らない人たちの中で自分の身を預けるか，多少なりとも知っている人が一人でもいる中で自分の身を預けるかによって，手術室という特殊な空間のなかで，乗り越えなければならない精神的なプレッシャーの大きさには雲泥の差があったに違いない．また，それはHさんの術後の回復過程にも大きな影響を及ぼしたことと推察する．現に，Hさんは私との術前からのかかわりを思い出しながら，術後の離床を進めていた．Hさんの手術に対する思いを理解した上での手術看護の提供は，まさに，数間のいう『看護には本来，患者の気持ちを支え，好ましい療養行動を育むという役割がある』という看護の役割を果たしたのではないかと考える．

　しかしながら，手術室看護師が患者と接するにあたって，情報が少ない状況下で看護を提供しなければならない場面が多くある．今は術前訪問を実施する施設が多く，術前に患者と話をして得られた情報をもとに看護実践できる機会が増えている．術前訪問が実施できないまでも，看護記録の電子化が進み，手術室内にいても病棟に入院している患者の情報を得るということが可能となっている施設も増え始めている．

4. まとめ

　Hさんとのかかわりにおいては，手術を受ける患者家族の心理については知ることができなかった．しかし，「生きていて欲しい，でもそばに付き添うことはできず手術室に一人で立ち向かわせなくてはならない」ということにHさんの家族が心を痛めているだろうということは想像に難くない．

　「生きたい」と願い，医療従事者に命を預ける患者，身体的にも精神的にも極限状況となった患者を前にして，手術室看護師ができること，すべきことは何か．また，少ない情報の中でその患者が最も欲していることは何か．それを推察する能力，知識・技術・感性を身につけることが，患者の代弁者となるためにも，手術室看護師には必要だと考える．

文献

1) 数間恵子：手術患者の期待と不安. 数間恵子・他, 手術患者のQOLと看護. p.3, 医学書院, 1999.

Column 患者の思いを知る重要性

　まだ術前訪問を実施していなかった時代，看護記録の電子化が進んでいなかった時代に出会った患者で非常に印象に残っている患者がいるので紹介したい．

　Iさんは40代後半の男性で職業はチェロ奏者だった．左肺癌の手術だったが，術前の検査所見では腫瘍が左鎖骨窩動脈を巻き込んでいたため，原発巣摘出のみならず鎖骨窩動脈合併切除および血行再建が予定されていた．病棟からの申し送り内容も術前処置に焦点があてられ，「患者の手術に対する思い」などというものはなかった．当時の私が事前に得ることのできる情報は，予定術式以外は皆無に等しい状況だったといえる．Iさんの麻酔導入までの様子は一貫して表情が硬く，何かをこらえているような印象を受けたが，それが何なのかまではわかる術がなかった．

　手術が始まって，カルテに目を通してから，初めてIさんがチェロ奏者であるということ，またIさんの手術に対する思いを知ることができた．Iさんは生涯チェロを弾き続けることを切に望んでいた．そのため鎖骨窩動脈合併切除および血行再建までの手術はあってほしくないと思っていた．しかしIさんは生きるためには最悪そういった術式になるかもしれないということを理解していた．このIさんの思いをあらかじめ知っていたなら，術前のかかわり，言葉かけの時にもっと配慮できたかもしれないのにと思った．

　その後，手術は予想外の展開となり，術野展開をしつつも，何度もCTやMRI所見と照らし合わせていく術者たちがいた．その結果，「腫瘍は左鎖骨窩動脈を巻き込んでいない」というものだった．麻酔から覚醒したIさんに「手術が終わりましたよ」と声をかけると，Iさんは静かにうなずくと同時に何かを言いたそうに口元を動かした．Iさんが言いたいと思っていることを理解した私は，術者に「Iさんに結果を伝えてください」とすぐに依頼した．術者もすぐさま，「血管を巻き込んでいなかったよ．大丈夫．チェロをこれからも弾くことができるよ」と，Iさんが知りたいと思っていたことを説明してくれた．その瞬間，感極まった様子でIさんは涙を流しながら，「ありがとうございました」と何度も何度もその言葉を繰り返した．手術に対するIさんの思いを目の当たりにした瞬間でもあった．

第4章　事例から考える周術期患者の心理

9. 局所麻酔で手術を受ける患者

1. 事例紹介

　局所麻酔で手術を受けた複数の事例をもとに，伝達麻酔や浸潤麻酔で手術を受ける患者の心理を考える．対象とした事例を表に示した．

表　局所麻酔で手術を受けた患者

事例	年齢	性別	病名	麻酔の種類	手術時間
Jくん	10代後半	男性	腋臭症	浸潤麻酔	70分
Kくん	10代前半	男性	副耳切除術	浸潤麻酔	25分
Lさん	40代	男性	痔瘻	脊椎麻酔	55分
Mさん	20代	女性	右第Ⅱ趾　鶏眼	伝達麻酔	20分
Nさん	30代	男性	瘢痕性禿髪症	浸潤麻酔	15分
Oさん	50代	男性	ガングリオン	伝達麻酔，浸潤麻酔	45分
Pさん	30代	女性	腋臭症	浸潤麻酔	55分

2. 患者へのかかわり

Jくん　10代後半　男性　腋臭症　「心配で何もできない」

　Jくんは更衣をして手術室へ誘導するときに話しかけようとするが，2歩ほど看護師の後ろを歩いており，並んで歩こうと立ち止まると，同じように立ち止まってしまう．手術ベッドに横になるときに逡巡しているようで，なかなか横になろうとしなかった．左右を決める問いかけにも答えなかったため，看護師が誘導し体位をとった．看護師は随時声をかけながら行動を促し，注射の時は肩に触れながら顔を見て声をかけた．手術中はできるだけ患者の見えるところにいて体に触れたり声をかけたりした．看護師が傍を離れたときに患者の足が動いたので，顔を覗き込んで声をかけると，口元をゆるめてかすかに微笑み，「変わりはない」と言う．医師がいろいろ話しかけても聞いてはいる様子ではあるが，ほとんど話はしなかった．手術終了後，更衣室では腋窩をしっかり閉じていて更衣しにくそうにしながら，助けを求めるまなざしを向けたため，更衣を手伝う．「絆創膏がはがれそうで心配」と言う．

　翌日外来受診時に訪問すると，昨日と同じシャツを着用していた．絆創膏がどうなったかは見ていないし，手は動かしていないとのこと．「今回の手術は親の勧めで行った．白血病の兄弟がいるので，親は自分の体のことをいろいろ心配している」とのことだった．看護師がそばにいてく

れると安心した．医師の問いかけに答えなかったのは「しゃべると体が動きそう」だったためと言った．

> **Jくんの気持ち**：消極的な行動や自分のことを積極的に表現しない対象の様子には，病弱な子を持つ親の心配に対して，対応しようと努力する子どもの姿がある．手術は怖いしできればしたくないと考えていたと思われる．しかし，戸惑いながらもここまで来てしまったから受けなければいけないといった思いが見受けられた．その中で看護師を頼りにしていたようであり，いつもそばにいることを望んでいたと考えられる．翌日の来院時まで更衣できなかったほど，手術部位の固定を心配していたことがうかがえる．

Kくん　10代前半　男性　副耳切除術　「緊張が強く，身体はコチコチ」

　Kくんは身長160 cm程度，顔色は外での遊びが好きなことを示すように小麦色で，体つきはがっちりしている．看護師の誘導に少しはにかんだ表情を見せながら手術ベッドに横になる．仰臥位の時は横になったまま「気をつけ」をしているような姿勢であった．手術部位を上にし，ベッドが狭いことから側臥位になる時にそばで安全を守りながら姿勢をとったが，その後もじっとしている．「緊張している？」と体に触れながら声をかけると「うん！」というと同時に肩がすーっと落ち，体の力が抜けたようだ．医師は皮膚消毒をしながら年齢や学校のことなど聞いて「それじゃ痛くても我慢できるな」というとそれは嫌だというように「えーっ！」と言う．局所麻酔時に看護師は傍で体に触れながら声をかけて援助した．術中も医師や看護師の声かけに「はい」「いいえ」「別に」といった短い言葉で返答している．看護師はできるだけ体に触れて声をかけ，タッチングを多めに実施した．

　手術終了後，覆っていた四角布をとり，「痛かった？」と聞くと微笑んで「うん」と言う．術後に話を聞くと，「手術室に入ったとたんにライト（無影灯）を見てすごいと思い緊張した．術中は体が動いてしまいそうなので，看護師が押さえていてくれて安心した」と語った．また，医療者が話をしたり，音楽が流れていることが，いつもの場所という感じがして気が紛れたと話した．

> **Kくんの気持ち**：手術に対しては受け容れており，前向きに臨んでいたと考えられる．しかし，極度の緊張状態にあったとみえる．それは体を硬くしていたことや話ができないことに表れていた．初めての場所や経験がそれを引き起こしている．そのような中でも通常の雰囲気を感じられたことで緊張が少し和らいでいたと考えられる．

Lさん　40代　男性　痔瘻　「痛みが心配　信頼感が持てると安心」

　Lさんが入室してきたところで挨拶して手術ベッドに誘導し，麻酔は座位で脊椎麻酔を実施した．脊椎麻酔では抱えた枕にあごを載せている．看護師はLさんの前に立ち，両肩に手を置いて，姿勢を確保している．注射針が入るときは声をかけると，目をつぶって顔をしかめている．麻酔が効いていることを確認したのち体位をとるときは周りをきょろきょろと見渡している．術中は痛みもなく経過した．看護師はLさんの視野に入るところにいて，時々声をかけたり，身体に触れたりすると，Lさんはにっこりしてうなずく．

術後のLさんの話では,「切られる」ことへの恐怖はあったし，どんなことをするのかわからなくて心細かったが，麻酔後の確認で痛みはなく心配はなかった．看護師がそばにいて声をかけてくれたり，見えるところにいたので安心した．またはじめに挨拶をしてくれたことで，自分の担当者であることが確認でき，その後も傍にいてくれたので，信頼感が持てた．何かあれば言えると思った．また看護師の動きが落ち着いていて安心したと語った．

> **Lさんの気持ち**：比較的安定した心理状態で経過できたのは，痛みがないことが確認できたことや見える範囲に看護師がいて落ち着いた動きをしていること，またいつでも対応してもらえるという確信が持てたことがあったと考えられる．手術という短い時間の中で，患者が医療者への信頼感を持てることが重要であることを示している．

Mさん　20代　女性　右第Ⅱ趾　鶏眼　「任せて眠ってしまった　術後痛んだ」

　Mさんは足先のことでもあり，あまり心配していないとのことで，手術ベッドへの臥床などの動きもスムーズであり，局所麻酔時もあまり怖がらずに受けていた．その後目を閉じており，身体が動く様子もなかった．音楽が流れており，医師が小さな声で会話しながら進めていた．途中突然に目を開き瞬きしたため，看護師が何かあったかと問うと,「自分のいびきで目を覚ました」という．看護師が聞こえなかったと伝えると，少し顔を赤らめて微笑み，また閉眼した．手術は20分ほどで終了した．帰宅時に歩行できることを確認し，夜は足をあげて寝るとよいことを伝えた．

　翌日外来受診時に訪問すると「夜間に痛みが強くて辛かった」と訴えた．「手術はお任せしていたし，音楽を聴いて眠ってしまったくらい何の心配もしていなかったが，夜間の痛みがこれほどとは思わなかった．トイレも大変だった」と語った．鎮痛剤は処方されていたが，効果はなかったと話した．

> **Mさんの気持ち**：術中は痛みがなく，眠ってしまうほどに安心して医療者に身を任せていた様子がうかがえる．しかし，術後の痛みが辛かったようで，日帰り手術の対応として術後の痛みに対する確実な説明と指導が必要であった．また日帰り手術では夜間であっても痛みなどの症状に対応できる相談体制が必要であることを示している．

Nさん　30代　男性　瘢痕性禿髪症　「2度目でも手術には慣れることはない」

　Nさんは半年前に鼻骨骨折で手術の経験がある．入室時も手術室は知っているという様子の言動がみられた．術野が頭部であるため,「手をどうするか」と手術室看護師が聞くと腹部で組んでいることを希望したため，そのように対応する．術中は包布があるためNさんの表情は見えにくくなったが，随時肩や足に触れて声をかけた．室内にはクラシック音楽を流していた．手術時間は15分で終了し，発汗はみられなかった．Nさんが「摘出物を見たい」と希望したため，摘出物を見せた．摘出物は悪性のものではないという説明を医師が行った．

　手術看護師が術後訪問すると「最近経験したとはいえ，手術に慣れることはない．痛みは覚悟していたので怖いとは思わなかったが，不安はあった．手術中は時計の音をずっと聞いていた．

今何をしているのか考えながら過ごした．看護師が傍にいてくれて心強かった．不安になるとすがりたくなるが，腕のところを持っていてくれて安心した．顔に布がかぶさり周りが見えないので耳が働く．音楽が鳴っていてよかった」と話した．

> **Nさんの気持ち**：手術がどのようなものかは理解していても「慣れる」ということはないことを話している．看護師の行動はそうした不安を和らげることに効果をあげている．そしてNさんは手術中，五感をフル稼働して今何をしているかということに集中して過ごしていることがわかる．時計の音，器械の音，音楽，話し声，自分へのかかわりなど，一つひとつの現象を全身で感じ取っていると考えられる．

Oさん　50代　男性　ガングリオン（結節腫）「前回手術の痛みの経験が強く残っていた」

Oさんには泌尿器系の手術経験があるが，その時の脊椎麻酔があまり効かなかったことから，今回は局所麻酔の手術ではあるが麻酔科関与となり，伝達麻酔にて実施となる．麻酔効果確認のための検査でもすべてに対して「痛い」と言い，執刀前にメスで触れても「痛い」と言う．局所に浸潤麻酔を追加して手術開始となった．その後は痛みの訴えはなかった．麻酔科医師も体に触れて支援していた．

術後訪問では「手術そのものは内臓ではないから痛みを我慢すればいいと思っていた．でも待っている時間は1分が10分に感じるし，手術室入口が近づくと逃げ出したくなったが，もう逃げられない，まな板の鯉だと思った．そばに看護師がいても何の役にも立っていないし，音楽が流れていることも気づかなかった．切られると思うとそんな余裕はない．（医師が，術中の雰囲気を和らげるために新聞のニュースや野球の話をしていたことに対しては）医師が手術中におしゃべりしていたが，別にいいですよ．あんな話していたって…」と語った．

> **Oさんの気持ち**：Oさんは手術を受けることと痛みが伴うことへの恐怖感が強かった．また，痛みの経験や前回の医療者の対応から不信感も持っていたと考えられる．そのため医療者の言葉や対応は医療者の意図するようには伝わっておらず，関係は拒否されたままの状態で経過したと思われる．術中の医師の話も，Oさんは「このような自分の状態を理解しない医療者の行動」と受け止めていて，患者は疎外感と孤独感の中で過ごしていたと考えられた．

Pさん　30代　女性　腋臭症　「言わないし，言えない」

歩行で入室したPさんは周りに目をやることもなくまっすぐ手術台に向かい，横になると目を閉じた．看護師の声かけにはうなずいて反応するが，ほとんど目を開けることはなかった．瞼は細かく痙攣するように動いており，緊張している様子が見受けられた．体側に置く手をどうするか確認すると固定することを希望しなかったので，術野には手を出さないように説明して自由にした．看護師は室内に音楽を流し，局所麻酔時は体に触れて声をかけたり，足先が露出しているので包布を掛けたりした．

また，挙上している上肢が少し浮いていたため，術野に影響しない位置で枕を入れた．反対側に移るときに「変わったことがないか」と尋ねると，手術下側の腕が少し痺れていると訴えた．

そのため枕の位置を工夫して上肢が十分支持できるように工夫した．もう一方の上肢は始めと同じように固定しなかった．途中，上肢を腹部に載せたり，体側に移動したりしていた．また拳上している上肢は途中で指の運動を促して動かしてもらった．

術後に話を聞くと「手術中は医師の話を聞いていた．ベッドが狭くて手の置きどころがなくて困った．上に挙げている手を支えてくれて楽になった．看護師がそばにいて足を温めてくれたり，肩に触れていたことはよく覚えている．親切にしていただいた」と話した．

> **Ｐさんの気持ち**：途中で手が痺れてきたことや手の置き場所に困ったことに対して，術中にＰさんは表現していない．Ｐさんにとって手術は初めての経験であり，痺れていることは我慢すればよいと考えていたと思われる．あるいは，手術下側の腕の痺れは通常のことであり，言ってはいけないことだと考えていた可能性もある．体側に置いた上肢の置き場所に困っていても表出されなかったのは，はじめに聞いて選択してもらったことでそれを変えるようなことを言えなかった可能性もある．また，余計なことを言って面倒な患者と思われたくないという思いもあったことも考えられる．このように患者は言わないし言えない状況下にあると考えられる．

3. 事例から考える手術を受ける患者の心理

　Ｊくん，Ｋくんは10代の男性の例であり，ともに手術や手術室から受ける印象で緊張が強く，恐怖感もうかがえる．その緊張はＫくんでは音楽や医師・看護師のかかわりによって落ち着きを取り戻しているが，Ｊくんは不安が翌日の受診まで続いていた．術中はいずれも緊張感が強く「話すと体が動いてしまいそう」と心配している．看護師がそばにいて声をかけたりタッチングを行ったりしたことで，緊張や不安が和らいだと話している．

　痛みへの心配については，ほとんど全ての患者が述べている．Ｎさんは「2度目の手術でも慣れることはない」と述べ，Ｏさんは前回の手術経験の印象が強烈に残っており，恐怖感を抱いている．Ｌさんは「切られる」という手術操作から連想する恐怖感を述べている．一方，Ｍさんは術中の痛みへの心配はあまりなかったが，術後夜間に痛みが強く出現し，想定外であったことを話している．

　また，患者は「言わないし，言えない」状況下にいることも共通する．緊張で体が動いてしまいそうで言えなかった10代のＪくんとＫくん，腕が痺れてもそれを伝えないＰさんがいる．手術体験は初めてである場合は，自分に起こる現象が通常のことなのか異常のサインなのかは判断できない可能性がある．「何かあったら言うように」という医療者は言うが，その「何か」とは何なのかが判断できないと考えられる．そのため，痛みについては意思表示できるがその他のことに関しては「言わないし，言えない」可能性が大きい．患者が安全・安楽に手術を受けるためには，手術室看護師は想定しうるさまざまな可能性を広く考えてかかわる必要がある．

　また，手術の恐怖感や初めて見る手術室への緊張，痛みに対する我慢など，患者の思いはそれぞれ異なると同時に，医療者には推測はできても同じように感じ取ることはできない．そのことへの対応の仕方によっては，患者は不信感を募らせ医療者への拒否感をあらわにする（Ｏさん）．その結果，患者は自尊感情も低下したと考えられるし，孤独であり，疎外感も持っていたと考え

られる．

　一方，LさんやNさんのように，医療者への信頼感が持てた事例では緊張や恐怖はあるものの，少し安心した状況下で手術を受けられたと考えられる．

　これらの事例から局所麻酔で手術を受ける患者は，手術室という場所への驚きと，そこで行われる手術において「切られる」「痛みが伴う」ということに対する不安，さらにそれに耐えられるかどうかなどを心配しているといえる．しかし多くの場合は手術室に入ってベッドに横になるころには「まな板の鯉」という状態で，注射は我慢するしかないし，手術は任せるしかないと自分に言い聞かせていると考えられる．

　手術中は五感をフル稼働して時計の音を聞いていたり，医師の話を聞いていたりしている．痛みが出るのではないかという不安の中で，身体に加わる刺激や器械の音，今何をしているのかを考えたりしながら過ごしている．

4. まとめ

　局所麻酔で手術をする患者は，命に別状はない手術と思いながらも緊張や恐怖，痛みへの心配を持っている．その気持ちを和らげ，何かあった場合にすぐ対応する看護師の存在を伝えることが大切である．そのためにははじめに挨拶などによって関係形成をしっかりすることと，常に患者の視野に入る位置に立ち，患者の動きや変化に対して何らかのアクションを起こすことで，いつでも対応してくれるという安心を伝えることが大事である．

　また，手術患者は自分の感じていることを適切に表現することが難しい可能性がある．そのため体の一部に触れること—タッチングは効果的である．直接的な人の存在を伝えるこの行為は傍にいる人の存在を伝えると同時に，暖かさや安心感を持ってもらえるとともに，表出を促すことができる．

　患者がどの程度の対処能力を持つ人かを判断することも重要になる．手術経験の有無はよくも悪くも影響してくるので，その時の印象を聞いておくことはかかわる上で重要となる．また患者の行動—移動の仕方，表情，身体の動きなどは，不安や緊張が強いのかどうかを現わす指標になる．よく観察してそれをもとに患者に声をかけながら，対処能力や対処行動を判断する．それによって術中どのような対応をすればよいかを判断することができる．

　術中の環境として音については，近年，音楽を流すことが多くなっている．また手術室内での器械の操作音も大きくならないように注意する．患者の緊張緩和を目的とした手術スタッフの患者に対する会話についても注意が必要である．日常の場のようで安心するという患者がいる一方で，話すと動いてしまいそうと感じる患者や，自分とは関係ない話をして不謹慎であるといったさまざまな受け止め方があることを考えて行う必要がある．

　術中の声のかけ方として「大丈夫ですか？」という言葉は適当ではない．患者に，大丈夫ではない出来事が今発生しているのかと心配させる可能性がある．「何かありますか？」と患者が感じていることを問うほうがよい．また，手術終了に近い時に，患者への安心のために「もうすぐ終わりますよ」という声かけもよくない．患者にとって「もうすぐ」が10秒なのか1分なのかわからないからである．手術を受ける患者は，「1分が10分に感じる」(Oさん)というように，時間を長く感じている．そのため自分の感じた「もうすぐ」によっては，我慢の継続が切れてしまうことがある．医療者は「あと1分ぐらいで終わりますよ」「あと1回縫ったら終わりますよ」という

ように具体的な時間や行動を示すほうがよい．

　局所麻酔で行う場合は，小手術であっても患者の受けとめを重視し，覚醒状態で過ごすことへの恐怖も伴っていることを考えた対応が重要となる．

　局所麻酔の手術は日帰りで行うことが多く，帰宅後は自己管理となる．特に術後の創痛への対処を的確に指導する必要がある．鎮痛剤の使用方法，末梢であれば冷罨法をして挙上しておく，その際に被覆材を濡らさない，同時に表面に広がる出血がないかを観察するなどである．翌日の来院までに心配なことがあればいつでも連絡をすること，その連絡先なども付け加える．

文献

1) 土藏愛子：検査や小手術を受ける患者の反応と援助としてのタッチ．看護展望，15(5)：604-616，1990．
2) 土藏愛子：手術看護に見る匠の技．東京医学社，2012．

こころに寄り添う手術看護
―周術期患者・家族の心理とケア　　　　ISBN 978-4-263-23592-8

2014年9月25日　第1版第1刷発行
2017年10月5日　第1版第3刷発行

編　著　土　藏　愛　子
　　　　草　柳　か　ほ　る
発行者　白　石　泰　夫
発行所　医歯薬出版株式会社
〒113-8612　東京都文京区本駒込1-7-10
TEL.（03）5395-7618（編集）・7616（販売）
FAX.（03）5395-7609（編集）・8563（販売）
http://www.ishiyaku.co.jp/
郵便振替番号　00190-5-13816

乱丁，落丁の際はお取り替えいたします　　　　印刷・真興社／製本・愛千製本所
© Ishiyaku Publishers, Inc., 2014. Printed in Japan

本書の複製権・翻訳権・翻案権・上映権・譲渡権・貸与権・公衆送信権（送信可能化権を含む）・口述権は，医歯薬出版（株）が保有します．
本書を無断で複製する行為（コピー，スキャン，デジタルデータ化など）は，「私的使用のための複製」などの著作権法上の限られた例外を除き禁じられています．また私的使用に該当する場合であっても，請負業者等の第三者に依頼し上記の行為を行うことは違法となります．

JCOPY ＜（社）出版者著作権管理機構　委託出版物＞

本書をコピーやスキャン等により複製される場合は，そのつど事前に（社）出版者著作権管理機構（電話03-3513-6969，FAX 03-3513-6979，e-mail:info@jcopy.or.jp）の許諾を得てください．